Fibra Dietética: Esencial Para El Microbioma Humano Y La Salud

ISBN-13: 978-1725715660
ISBN-10: 172571566X

junio 2018

By Peter V. Radatti

TABLA DE CONTENIDO

CLÁUSULA DE EXENCIÓN DE RESPONSABILIDAD 5

AGRADECIMIENTOS 7

AVISO DE DERECHOS DE AUTOR Y EDICIONES 8

PREFACIO – POR FAVOR LEA 9

    Orígenes 9

    El Microbioma 10

    El Rol del Médico 10

    Notas de pie de página 10

    Teorías de Conspiración 11

    Diversidad de los Resultados de la Investigación 12

    ¿Un Alimento Milagroso? 13

    DECLARACIÓN IMPARCIAL 14

I: ¿QUÉ ES LA FIBRA DIETÉTICA? 16

    Fibras Insolubles en Agua 17

    Fibras Solubles en Agua 21

    Soluble vs. Insoluble: Beneficios 23

II. DEFINIENDO LA FIBRA DIETÉTICA 24

    Entendiendo el Rol de la Fibra Dietética 26

    ¿Qué es lo que hace? 28

    La Conexión con las Bacterias 30

    ¿Cuánto es Suficiente? 32

    Fibra Dietética Sugerida en Gramos por Día (g/d) 33

    Cantidad de Alimentos Necesarios para Obtener 35 Gramos/Día de Fibra Dietética 34

    El Lado "Positivo" de la Fibra 34

El Lado "Negativo" de la Fibra 36

Síntesis 39

III. LOS EFECTOS DE LA FIBRA DIETÉTICA 45

¡No Eres Humano! 47

Definición de Mitocrondria de Dictionary.Com 48

IV. ¡SIMBIONTES! 50

Efectos sobre la Edad, el Sueño, y el Ritmo Circadiano 53

Reproductores de Microbiomas 56

Beneficios de la Combinación 59

Suplementos Probióticos Similares a los Alimentos 60

Kombucha: Beneficios de una Bebida Probiótica 60

¿Qué Hay de las Lombrices Parasitarias? 63

V. TIENES TRES CEREBROS 66

Súper Cerebro (los 3 combinados) 68

VI. AZÚCAR REFINADO Y JMAF 69

El Rol del Azúcar en el Cuerpo 70

Efectos del Azúcar en el Hígado y el Intestino 71

Cambios en el Bioma Debido al Azúcar 73

Cómo Cambian las Hormonas Debido al Azúcar 73

Identificación de Azúcares Ocultos en los Alimentos 75

VII. MICROBIOMA HUMANO VS. FERTILIZANTES Y VENENOS 77

Venenos Químicos en la Dieta 78

Bacterias Intestinales: ¿Amigas O Enemigas? 80

VIII. ALIMENTOS ESPECIALES MÁS ALLÁ DE LA FIBRA ..81

Olmo Resbaladizo 81

Miel 82

Bolas de Miel de Olmo Resbaladizo 84

IX. RECAPITULACIÓN SOBRE FIBRA 85
X. MATERIAL EXTRA 87
    Mother Dirt..87
    GrainFields 89
LIBROS DE FIBRA DIETÉTICA EN MI BIBLIOTECA 91
    Otros Libros que Estoy Leyendo 93
    GLOSARIO 95
MATERIAL DE REFERENCIA ADICIONAL............................107

CLÁUSULA DE EXENCIÓN DE RESPONSABILIDAD

Este libro se presenta al lector sólo con fines informativos. Su objetivo es ayudar al público en general a aprender sobre la fibra dietética y el microbioma. Nada en este libro tiene la intención de servir como consejo legal, médico, científico o espiritual en ningún caso; es sólo para propósitos educativos. Cada lector sacará y deberá sacar sus propias conclusiones acerca del material presentado, y si el lector intenta poner en práctica dicho material, esa es enteramente su responsabilidad.

La información proporcionada en este libro está diseñada para facilitar información útil sobre los temas tratados. *No* está destinado a ser usado, ni *debe* ser usado, para diagnosticar o tratar ninguna condición médica, esto es solo responsabilidad de su médico. El editor y el autor no son responsables de ninguna condición específica de salud o alérgica que pueda requerir supervisión médica y no son responsables de ningún daño o consecuencia negativa de cualquier tratamiento, acción, aplicación o preparación que tenga cualquier persona que lea o siga la información de este libro. Las referencias se proporcionan únicamente con fines informativos y no constituyen una aprobación de ningún sitio web u otras fuentes. Los lectores deben ser conscientes de que los sitios web enumerados en este libro pueden cambiar.

Este libro no pretende sustituir el consejo médico de los profesionales de la salud. El lector debe consultar regularmente a su médico en asuntos relacionados con su salud y, en particular, con respecto a cualquier síntoma que pueda requerir diagnóstico o atención médica. Si usted piensa que puede estar sufriendo de alguna condición médica, debe buscar atención profesional inmediata. Nunca debe demorar la búsqueda de consejo de los profesionales de la salud, hacer caso omiso de este, o interrumpir el tratamiento médico debido a cualquier información de este libro.

Sin perjuicio de la generalidad del párrafo anterior, no representamos, autorizamos, asumimos ni garantizamos:

1. que la información en el libro es correcta, exacta, completa o no engañosa;
2. que el uso de la guía en el libro conducirá a cualquier resultado en particular; o
3. en especial, que usando la guía en el libro usted tendrá cualquier resultado.

Si un tribunal u otra autoridad competente determina que una sección de esta cláusula de exención de responsabilidad es ilegal y/o inejecutable, las otras secciones del mismo continuarán en efecto. Si cualquier sección ilegal y/o no ejecutable fuera legal o ejecutable si parte de ella se eliminara, esa parte se considerará borrada, y el resto de la sección continuará en efecto.

Nada en este documento debe ser considerado como consejo médico. Para tratamiento de cualquier condición médica, usted debe buscar la asesoría de un profesional de la salud. Este artículo no está escrito con ningún producto específico en mente, sino más bien como una investigación de lo que actualmente se conoce acerca de la fibra dietética en general con respecto a la nutrición.

AGRADECIMIENTOS

Este libro está dedicado a mis padres, Marie D. Radatti y Vicent J. Radatti, y a mis tías, tíos y amigos. Esta gente me hizo lo que soy. Al espíritu divino que hizo todo posible, incluyendo el milagro de la vida.

Agradecimientos Adicionales a Mis Santos Patronos: San Judas Tadeo, Madre María y Santa Rita.

Agradecimiento a Bárbara Lynn Higgins, fiel investigadora, editora, correctora y todo lo relacionado con *kibbitzer.*

La fotografía de la portada fue autorizada por istockphoto.com.

El texto contiene el permiso explícito para citar a otros autores. Todas las marcas comerciales son propiedad de sus respectivos dueños.

Finalmente, este libro está dedicado a ustedes, mis lectores. Que el conocimiento aquí contenido le ayude a evitar parte del dolor que he experimentado debido a su inaccesibilidad.

AVISO DE DERECHOS DE AUTOR Y EDICIONES

Derechos de autor © junio de 2018 por Peter V. Radatti. Todos los derechos reservados.

Todos los derechos reservados bajo la ley de los Estados Unidos y la ley internacional, incluyendo pero no limitando a, el Convenio de Berna. Este trabajo *no* es de dominio público.

        ISBN-13:   978-1725715660
        ISBN-10:   172571566X

PREFACIO – POR FAVOR LEA

No soy un médico (MD), un científico, o incluso no estoy involucrado en las industrias de salud o biológicas. Sólo soy una persona con sed de conocimiento que está dispuesta a compartir su opinión basada en lo que ha leído. Con suerte, lo que he leído, y he decidido aceptar como un hecho, es cierto. En todos los casos, usted tendrá que juzgar lo que he presentado para su escrutinio y decidir por sí mismo, con la ayuda de médicos capacitado para determinar si algo de lo que escribí es de valor para usted.

Orígenes

Este libro comenzó como un documento oficial acerca de la fibra dietética, titulado "¿Debería la fibra dietética ser considerada un nutriente esencial?" Ese artículo fue publicado en junio de 2012. EL segundo documento, "No eres humano", fue presentado en una conferencia en octubre de 2016. El tercer trabajo, "Tienes tres cerebros", fue escrito entre febrero y marzo de 2017, y los tres artículos, junto con actualizaciones y nuevo material, fueron combinados en este libro.

Escribí este libro porque no pude encontrar uno igual. Es mi anhelo que haya tenido éxito al escribir para un lector popular sobre el tema de la fibra dietética que explique lo que se sabe, algo de lo que no se sabe, y por qué alguien debería preocuparse. A veces tengo que utilizar términos técnicos, pero mi objetivo es que este libro sea legible para el público en general.

El Microbioma

Este libro es sobre la fibra dietética y, debido a su temática, también es sobre el *microbioma* del intestino. El microbioma es el fruto más común en la ciencia médica. Muchos de los avances que se producirán en las próximas docenas de años provendrán del estudio de esta entidad. La fibra alimentaria es el nutriente que aporta el microbioma del intestino y, como tal, tiene un efecto singular en la salud.

El Rol del Médico

Este libro no pretende sustituir el consejo médico de los profesionales de la salud. El lector debe consultar regularmente a un médico en asuntos relacionados con su salud y, en particular, con respecto a cualquier síntoma que pueda requerir diagnóstico o atención médica. Si usted piensa que puede estar sufriendo de alguna condición de salud, debe buscar atención médica inmediata. Nunca debe demorar la búsqueda de asesoría médica, hacer caso omiso a la misma, o interrumpir el tratamiento médico debido a la información contenida en este libro.

Notas de pie de página

Si decides seguir mis pasos y hacer esta investigación por ti mismo (que es a la vez sugerido y fascinante), necesitarás leer mis notas de pie de página y referencias de libros. La mayoría de ellas son referencias de dónde obtuve mi información originalmente. También hay una sección de referencias adicionales en la parte posterior del libro.

Sí, hay muchas notas de pie de página. ¿Por qué? Es porqué la investigación ahí afuera es muy confusa y, a menudo, contradictoria. La mayor parte son investigaciones tempranas, un poco de ellas ya han sido desmentidas o están actualmente en duda, y algunos hechos realmente básicos ni siquiera se entienden del todo. La industria, y los políticos, también han creado una considerable controversia para sus propios fines o por falta de conocimiento. Por esta razón, y también para hacer referencia a los verdaderos profesionales de la medicina, hago una nota de pie de página. Esto se debe a que yo mismo leo las notas de pie de página. Creo que son importantes y facilitan la comprensión del contenido del libro.

Teorías de Conspiración

Si usted hace esta investigación por su cuenta, comenzará a toparse con algún tipo de conspiración escrita; la gente que expresa la opinión de que nuestra dieta moderna está diseñada para matarnos con el fin de evitar el pago de pensiones, el Seguro Social, o los costos de un envejecimiento del público en el gobierno. No creo en esa conspiración en lo absoluto. ¿Por qué atribuir a la planificación y al esfuerzo lo que puede ser fácilmente explicado por la codicia y el comportamiento inescrupuloso? La teoría de la Navaja de Occam me hace creer que los males de la corrupción y la falta de comprensión son razones mucho más probables que el genocidio planeado de generaciones enteras. También creo que si los funcionarios electos realmente entendieran la seriedad de lo que está sucediendo, entonces la codicia no influiría en sus decisiones. Esto no quiere decir que crea que todos los políticos son virtuosos, sino que la mayoría no son malvados.

Diversidad de los Resultados de la Investigación

A medida que lea este libro siga el material de referencia, comenzará a darse cuenta de que existen muchas opiniones diversas sobre este tema. Muchas de estas opiniones son contradictorias. Hay muchas razones para eso, una de las cuales es que hay miles de diferentes tipos de fibra dietética, muchos de los cuales tienen diferentes efectos en el cuerpo. Cosas específicas, como el tamaño de las partículas de fibra o sus diversas combinaciones en el momento de la ingestión, pueden tener una gran influencia en el cuerpo.

No hay mucha investigación en el campo de la fibra dietética, lo cual es una verdadera tragedia. Este campo de investigación, aunque pequeño, se mueve rápidamente y es productivo, por lo que gran parte de la información, incluso la *más reciente*, es simplemente errónea. Existe el argumento acerca de lo que *es* y lo que *no es* la fibra dietética. La definición legal de fibra dietética ni siquiera *se acerca* a ser realista o biológicamente correcta. Básicamente, he tenido que decidir en qué autoridades quería confiar y cuáles consideraba incorrectas o desactualizadas para escribir este libro. Como en todo, hay algunos investigadores superestrella a los que tiendo a creer más que a los investigadores de los que no he oído hablar. En aras de la equidad, a menudo me referiré a información contradictoria en mis notas de pie de página y material de referencia. He hecho todo lo que he podido para seleccionar las cosas buenas y hacerlas más fáciles de entender. No fue una tarea sencilla. Además, a medida que pase el tiempo, nuevas ideas e investigaciones iluminarán aún más. Creo que la fibra dietética es muy importante y se convertirá en un área innovadora de la investigación en el futuro.

¿Un Alimento Milagroso?

También quiero publicar una advertencia aquí. Mucha gente tiene una tendencia a leer un libro como este y saltar al final de la historia, creyendo que el tema es una "cura" para lo que los aflige y es una nueva "droga/comida milagrosa". Esto sería un error. La fibra dietética es importante, y creo que es fundamental para la salud, ¡pero *no* lo cura todo! No existe tal cosa como una cura para todo.

Si la fibra dietética tiene un gran efecto en la salud de nuestra población, lo cual creo que es cierto, es sólo porque ha estado ausente en nuestras dietas modernas. Si todavía estuviéramos comiendo como lo hacían nuestros antepasados, este libro no tendría razón de existir.

Por último, este libro ha sido revisado profesionalmente tanto por un redactor profesional como por varios no profesionales antes de su publicación. Me niego a hacerte perder el tiempo o a engañarte de alguna manera con este trabajo. Dicho esto, ¡gracias por leer mi libro!

Peter V. Radatti
Junio del 2018

DECLARACIÓN IMPARCIAL

Tengo un negocio que fabrica alimentos basados en fórmulas altas en fibra. Radatti Foods, LLC es una empresa nueva que comenzará a fabricar en 2018. Existe porque la multitud de antiguos clientes obtuvo los fondos necesarios para devolverle la vida a la empresa. (www.radattifoods.com) ¡No era algo que yo esperaba o incluso quería hacer! Mis amigos seguían pidiéndome que trajera los productos de vuelta y yo seguía diciéndoles que no. Cuando me preguntaron que necesitaría para traer de vuelta a la empresa, respondí "gastos de puesta en marcha". ¡Lo encontraron! Me sorprendió. La próxima vez, no responderé.

No escribí este libro para mejorar la compañía ni para vender productos. Escribí este libro por la misma razón por la que comencé la compañía, que es que estoy totalmente fascinado con el tema de la fibra dietética, el microbioma, y cómo interactúan para crear y mantener nuestra salud. Este libro fui yo, reuniendo información que aprendí de muchas fuentes, mientras intentaba generar una explicación fácil de entender de cómo funciona todo. Sólo lo he conseguido en parte, pero este es mi mejor intento hasta la fecha. Este campo de estudio es vasto y apenas comienza. Ni siquiera hemos alcanzado la parte baja de la fruta todavía.

Además, es mi opinión que si el conocimiento en este libro fuera común dentro de la comunidad médica, múltiples personas a las que amaba todavía estarían vivas hoy en día.

Radatti Foods no cree que sea fácil cambiar los hábitos alimenticios que desarrollamos a lo largo de la vida. Desafortunadamente esos hábitos han sido formados por la interferencia gubernamental y la industria. Nos hemos acostumbrado a tomar alimentos altamente procesados como algo normal y deseable. Radatti Foods cree que en lugar de cambiar a las personas para que deseen alimentos beneficiosos, debemos cambiar los alimentos deseados para que sean alimentos beneficiosos de alta calidad. Hacemos esto mezclando múltiples fibras dietéticas hasta llegar a algo que sea aceptable y saludable. Aparentemente ese es un enfoque único.

Puede notar que no menciono ninguno de mis productos en este libro. Lo justo es justo. Este es un documento educativo y de opinión, no un argumento de venta. Ni siquiera los productos de débil lanzamiento que fabrico aquí. Si quieres saber más tendrás que visitar la página web y verlos por ti mismo. Tenga en cuenta que Radatti Foods no vende al por menor ni al por mayor y puede ser difícil encontrar el producto. Eso se corregirá a sí mismo o se hará aún más difícil en el futuro a medida que la empresa tenga éxito o fracase.

Radatti Foods, LLC.
http:\\www.radattifoods.com

El distribuidor exclusivo de Radatti Foods es:

The Essence of Life,
451 6th Avenue
Brooklyn, NY. 11215.
Phone: +1 (718) 788-8783.

I: ¿QUÉ ES LA FIBRA DIETÉTICA?

Desde el siglo XIX hasta 1960, todas las abuelas podían responder a la pregunta: "¿Qué es la fibra dietética?". No es que se *llamara* fibra dietética; se llamaba *forraje*. En general, se entendía por tal la parte comestible, pero no digerible, de las plantas, como las secciones leñosas o estructurales del brócoli o el apio. Aunque la gente en ese entonces no sabía todas las razones de salud para comer fibra, entendieron claramente algunos de los beneficios más fáciles de observar.

Uno de los beneficios históricamente conocidos es que la fibra ayudó a prevenir el estreñimiento y las obstrucciones intestinales, que podrían causar una muerte dolorosa si no se trataban adecuadamente. Muchos libros farmacéuticos de la época colonial americana contenían recetas de laxantes, en parte debido a una teoría médica de la época acerca de los venenos retenidos en el intestino. Una revisión de los suministros de la expedición de 1806 de Lewis & Clark para explorar y trazar el mapa del "oeste" incluyó 50 docenas de dosis de un laxante llamado "pastillas Thunderclapper patentadas por el Dr. Rush". Claramente, ¡había buenas razones para comer frutas y verduras saludables!

Hoy en día, el estreñimiento sigue siendo un problema médico común, aunque tiende a afectar más a los ancianos internados y a los usuarios de analgésicos opiáceos. La falta de movimiento intestinal puede requerir la remoción manual de la materia fecal en casos severos para evitar la muerte o daño al colon. Eran tiempos más sencillos. Ahora, en nuestro mundo científicamente brillante y prometedor, la respuesta a "lo que es la fibra dietética" ya no es simple. Científicamente hablando, la fibra dietética es una clase general de químicos llamados *polisacáridos*. En latín, *poli* significa "muchos", mientras que *sacáridos* significa "azúcar". No se trata de azúcar de mesa, sino de largas cadenas de azúcares que el cuerpo humano es incapaz de digerir. Estos polisacáridos se dividieron luego científicamente en muchas subclases.

El *verdadero* problema es que la "fibra dietética" se ha convertido en un término de marketing. Hay dinero que ganar, y cada vez que haya dinero que ganar, habrá políticos. Cada vez que añades políticos a las obras, todo se vuelve confuso. Arriba se convierte en abajo, abajo se convierte en izquierda y nada es correcto. El término "fibra dietética" se ha convertido en cualquier cosa que el gobierno dice que es, incluyendo cosas que claramente no lo son.

Esto es lo que realmente sabemos: la fibra dietética viene en dos formas; *soluble* e *insoluble* en agua. Las fibras vegetales insolubles que existen en la naturaleza se llaman celulosa, hemicelulosa o lignina. Sin embargo, eso no es todo lo que *legalmente* se puede llamar fibra dietética insoluble.

Otros compuestos legalmente considerados como fibra son la *quitina* y el *Almidón Resistente*.

Fibras Insolubles en Agua

Echemos un vistazo rápido a la definición de estos diferentes tipos, empezando por las fibras insolubles que componen la estructura de una planta:

Celulosa – se encuentra en frutas, cereales, vegetales y toda la vida vegetal.
Hemicelulosa – se encuentra en el salvado, las legumbres, los cereales y la madera. Esto se

descompone en *hexosa*, que es de cebada y trigo, y *pentosa*, de avena y centeno.

Lignina – se encuentra en las verduras, los cereales, los frijoles, los huesos de las frutas y la madera.

Goma Xantana –Proviene de los Xanthomonas, una bacteria que se encuentra en el sustrato del azúcar.

Ahora el "regalo político" a la fibra insoluble:

Quitina – es el exoesqueleto de los insectos, crustáceos y algunos hongos. Básicamente, las partes crujientes, como conchas. Sí, esto es comestible, pero aunque no quieras comerlo, ya lo estás. La quitina se utiliza en algunos alimentos procesados, especialmente cuando la quitina contiene colores útiles. La quitina es "natural", por lo tanto sirve como uno de los posibles "colorantes naturales de los alimentos" que se ven en los envases de los alimentos. Incluso se puede cosechar a partir de insectos cultivados orgánicamente. Me sorprendería mucho si alguien hubiera estudiado los efectos de la quitina en la salud humana. Mi suposición es que no tiene los beneficios de la fibra dietética real, pero probablemente no tiene efectos perjudiciales más allá del "factor asco". La gente ha estado comiendo insectos, hongos y crustáceos, como camarones y, por lo tanto quitina, desde siempre. De hecho, es un alimento básico en muchos países del tercer mundo.

Almidón Resistente – Hay muchos tipos de almidón resistente. Generalmente se clasifican como uno de tres tipos: R1, R2 o R3. El almidón R1 se encuentra generalmente en la capa protectora de las cáscaras de frutas y nueces, y algunas semillas. El almidón R2 es similar, pero se considera granular, mientras que el almidón R3 se denomina almidón retrogrado. El almidón resistente se extrae más a menudo de legumbres, maíz con alto contenido de amilosa, plátanos, trigo con alto contenido en amilosa, cebada, etc…

Mi problema con llamar al almidón resistente "fibra dietética" es que es un *almidón*, no una fibra. Es *resistente* a la digestión pero no es *indigerible*. En otras palabras, este producto puede ser puesto en nuestros alimentos y llamado "fibra dietética" pero no se sabe si contiene alguno de los *beneficios* de la fibra dietética. Sí, es una comida. No, no debería lastimarte. No, no es realmente fibra dietética. Por otro lado, el Almidón Resistente puede ser bueno para usted en formas similares a la fibra. El almidón resistente se ha utilizado para mejorar la nutrición, el control de azúcar en sangre, la insensibilidad a la insulina[1][2][3], las irregularidades[4], diarrea[5][6][7] y para aliviar los

---

[1] Robertson, M. Denise; Wright JW; Loizon E; Debard C; Vidal H; Shojaee-Moradie F; Russell-Jones D; Umpleby AM (28 June 2012). "Insulin-sensitizing Effects On Muscle And Adipose Tissue After Dietary Fiber Intake In Men And Women With Metabolic Syndrome". Journal of Clinical Endocrinology & Meta-bolism. 97 (9):3326–32. doi:10.1210/jc.2012-1513. PMID 2274 5235.

[2] Kevin, Maki; Pelkman CL; Finocchiaro ET; Kelley KM; Lawless AL; Schild AL; Rains TM (April 2012). "Resistant Starch From High-Amylose Maize Increases Insulin Sensitivity In Overweight And Obese Me". journal of Nutrition. 142 (4): 717–23. doi:10.3945/jn.111.152975. PMC 3301990. PMID 2235 7745.

[3] Johnston, KL; Thomas EL; Bell JD; Frost GS; Robertson MD (April 2010). "Resistant Starch Improves Insulin Sensitivity In Metabolic Syn-Drome". Diabetic

síntomas de la colitis ulcerosa[8]. Estos mismos beneficios existen en la fibra dietética, así que ¿por qué molestarse con el almidón resistente? Respuesta: Cuesta menos.

Medicine. 27 (4): 391–397. doi:10.1111/j.1464-5491. 2010. 02923.x. PMID 20536509.

[4] Phillips, Jodi; Muir JG; Birkett A; Lu ZX; Jones GP; O'Dea K (July 1995). "Effect Of Resistant Starch On Fecal Bulk And Fermentation-Dependent Events In Humans".American Journal of Clinical Nutrition. 62 (1): 121–130.

[5] Ramakrishna, BS; Venkataraman S; Srinivasan P; Dash P; Young GP; Binder HJ (February 2000). "Amylase-resistant Starch Plus Oral Rehydration Solution For Cholera". The New England Journal of Medicine. 342: 308–313. doi:10. 1056/ NEJM 200002033420502. PMID 10655529.

[6] Raghupathy, P; Ramakrishna BS; Oommen SP; Ahmed MS; Priyaa G; Dziura J; Young GP; Binder HJ (2006). "Amylase-resistant Starch As Adjunct To Oral Rehydration Therapy In Children With Diarrhea". Journal of Pediatric Gastroenterology and Nutrition. 42 (4):362–368. doi:10.1097/01.mpg.0000214163. 83316. 41. PMID 16641573.

[7] Ramakrishna, Balakrishnan S.; Subramanian V; Mohan V; Sebastian BK; Young GP; Farthing MJ; Binder HJ (2008). "A Randomized Controlled Trial Of Glucose Versus Amylase Resistant Starch Hypo-Osmolar Oral Rehydration Solution For Adult Acute Dehydrating Diarrhea". PLoS ONE. 3 (2): e1587. Doi:10.1371/journa l.pone.0001587. PMC 2217593. PMID 18270575.

[8] James, S. "P208. Abnormal Fibre Utilisation And Gut Transit In Ulcerative Colitis In Remission: A Potential New Target For Dietary Intervention". presentation at European Crohn's & Colitis Organization meeting, Feb

Fibras Solubles en Agua

Hay miles de fibras solubles en agua y tenemos suerte de tenerlas. Maravillosos alimentos como el pastel de manzana, jaleas y mermeladas no existirían sin ellas.

Las fibras dietéticas solubles en agua han sido tradicionalmente llamadas gomas. Esto las separa de otras formas de geles, como las gelatinas a base de proteínas. <u>Las gelatinas son a base de carne, pescado o malas hierbas.</u> Es el gel que se desarrolla cuando se refrigera la carne cocida. Esto se usa más comúnmente en la gelatina de frutas (piense en la gelatina de marca Jello®) y en los dulces gomosos.

Cuando usted hace conservas de frutas naturales, mermeladas, o incluso rellenos de frutas para pasteles, se dará cuenta que, después de hervir durante un período de tiempo suficiente, el líquido se gelifica después de enfriarse. Básicamente, las jaleas y las mermeladas naturales son gomas de mascar. El chicle, sin embargo, no es realmente chicle. O, al menos, ya no.

Algunos de los tipos más comunes de fibras dietéticas solubles en agua son los fructanos, los poliurónidos, los monosacáridos y las rafinosas. También hay muchas gomas artificiales, como la lactulosa, que existe en los disacáridos sintéticos y la polidextrosa, que se deriva de los polímeros sintéticos. Un polímero es una cadena de subunidades respectivas unidas en varias formas, cortas o largas, como plásticas y resinas.

16-18, 2012 in Barcelona, Spain. European Crohn's & Colitis Organization. Retrieved 25 September 2016.

Fructanos – la versión más famosa de un fructano es la *Inulina*. A menudo se encuentra en achicoria, topinambur (pataca), agave, espárragos, puerros, ajo, cebollas, yacón, jícama y trigo, entre otras plantas. Químicamente, los fructanos son un polímero del azúcar de fructuosa. Los fructanos de cadena corta se llaman fructo-oligosacáridos. Comúnmente verá esto listado como un ingrediente.

Poliurónidos – Hay varios tipos diferentes de esta fibra. La más famosa es la *pectina*. La pectina de manzana se usa a menudo en jaleas de frutas, mermeladas, rellenos de pasteles y más alimentos de los que me gustaría mencionar. ¡Completamente natural y delicioso! El diccionario Merriam-Webster define el poliurónido como "una sustancia polimérica que consiste en unidades de ácido urónico con enlaces glicosídicos, a menudo en combinación con monosacáridos y que se encuentra ampliamente en las plantas (como en las gomas y sustancias pécticas) y en el suelo". Esto significa que es una cadena larga, un químico natural hecho de ácido urónico y azúcares.

Los poliurónidos pueden ser la Súper Estrella de las fibras de la goma; económicos, naturales y que contienen múltiples sustancias que pueden ser beneficiosas para la salud. ¡No olvides que también hacen un delicioso pastel!

Soluble vs. Insoluble: Beneficios[9]

SOLUBLE	INSOLUBLE
Prolonga el vaciamiento del estómago para que el azúcar se absorba más lentamente.	Promueve la defecación regular.
Se une a los ácidos grasos	Previene el estreñimiento.
Reducir el colesterol total y las LDL	Elimina las toxinas rápidamente.
Regula el nivel de azúcar en la sangre de las personas con diabetes.	Mantiene un equilibrio óptimo de buenos microbios.
Reduce el riesgo de enfermedades cardíacas.	Puede ayudar a prevenir el cáncer.

---

[9] https://www.uccs.edu/Documents/healthcircle/pnc/ health-topics/ Soluble_ Insoluble_Fiber.pdf

II. DEFINIENDO LA FIBRA DIETÉTICA

Volvamos a la definición de lo que es una fibra dietética observando cómo la definen otras organizaciones.

De acuerdo con el *IOM (The Institute of Medicine*[10]), la fibra dietética es una combinación de lignina y carbohidratos no digeribles que se encuentran naturalmente en las plantas. Estas fibras funcionales son particularmente carbohidratos no digeribles que tienen la tendencia a ser ventajosos en el cuerpo humano. Basado en esto, la fibra total es la combinación de fibras dietéticas y funcionales.

Mi objeción aquí es a las palabras "fibra funcional". Por lo que a mí respecta, no existe tal cosa. O algo es fibra dietética, o no lo es. Por ejemplo, una bicicleta no es automóvil funcional, aunque tenga algunas características similares.

Ahora veamos lo que los *políticos* tienen que decir sobre el tema.

La Comisión del Código Alimentario[11] infiere que las fibras dietéticas son polímeros de carbohidratos que poseen

---

[10] Institute of Medicine; Food and Nutrition Board. Dietary Reference Intakes: Energy, Carbohydrates, Fiber, Fat, Fatty Acids, Cholesterol, Protein And Amino Acids. Washington DC: National Academies Press; 2005.

[11] Codes Alimentarius Commission; Food and Agriculture Organization; World Health Organization. Report Of The 30th Session Of The Codex Committee On Nutrition And Foods For Special Dietary Uses. ALINORM

más de diez unidades monoméricas (del mismo nombre) y no se descomponen por los efectos de las enzimas endógenas (secretadas internamente) contenidas en el intestino delgado del cuerpo humano.

Esto es técnicamente correcto. *No* lo abarca todo, pero para lo que cubre, es correcto. Esta definición no añade nada nuevo, define *algo* pero no *todo*, es técnicamente correcta E incorrecta al mismo tiempo, y deja a todos los que la leen confundidos o insatisfechos.

La siguiente autoridad es mucho más de mi agrado, en lo que a precisión se refiere.

La Asociación Americana de Químicos Cereales[12] tiene un punto de vista muy diferente sobre la definición. Se refieren a la fibra dietética como:

> "el carbohidrato análogo, que es la porción comestible de las plantas que resiste la digestión y las funciones de absorción en el intestino delgado de los seres humanos, así como tiene una fermentación parcial o completa en el intestino grueso".

La fibra dietética, según ellos, incluye oligosacáridos, lignina, polisacáridos y otras sustancias vegetales. Ayudan a

---

9/32/26.2009 [CITED2012March27].www.codexalimentarius.net/download/report/710/ al32_26e.pdf

[12] American Association of Cereal Chemists. The Definition Of Dietary Fiber: Report Of The Dietary Fiber Definition Committee To The Board Of Directors Of The American Association Of Cereal Chemists. Cereal Foods World. 2001; 46:112-26.

promover condiciones favorables en el cuerpo, como la atenuación del colesterol en sangre, la regulación de la función intestinal y el control del azúcar en sangre.

Debido a todas estas definiciones confusas, hay muchos productos químicos que son llamados fibra dietética que probablemente no deberían serlo. De hecho, el uso más común de estos productos químicos se encuentra en cereales para el desayuno envasados y fríos de los niños. Las fibras dietéticas, especialmente las gomas, son extremadamente útiles para la industria de procesamiento de alimentos. Por esta razón, a menudo se extraen de plantas naturales y se refinan, lo que me parece aceptable. La fibra no cambia de ninguna manera y puede ser añadida a los alimentos para mejorar sus propiedades. Ejemplos de tales alimentos son los batidos, los alimentos congelados, los helados y los pasteles de fruta hechos tradicionalmente.

Mi definición simple de fibra es *"las partes comestibles, pero indigeribles, de las plantas"*.

Como puedes ver, muchas cosas llamadas fibras fallan en esta simple definición. Por supuesto, también hay muchas cosas que encajan con esa definición que realmente no deberías comer, pero dejaremos eso para otro día.

Entendiendo el Rol de la Fibra Dietética

La fibra dietética no se conoce bien. Hay mucha información errónea en el mundo sobre ella, pero también hay muchos estudios anecdóticos que indican que, cuando una dieta tradicional con alto contenido de fibra y alimentos naturales es reemplazada por una dieta moderna con bajo contenido en fibra y alimentos procesados, la salud se deteriora. Algunos estudios indican que la fibra puede reducir el riesgo de enfermedad cardíaca, diabetes tipo 2, presión arterial alta y cáncer de mama y colon[13]. Puede ayudarle a perder peso reemplazando los alimentos ricos en calorías y carbohidratos por fibra que no los contiene. También puede ayudar a bloquear la absorción de calorías en el intestino al mismo tiempo que proporciona beneficios bioquímicos indirectos al cuerpo humano, regulando el proceso de digestión y promoviendo una sensación de saciedad después de comer.

Como se dijo antes, toda la fibra dietética es de origen vegetal y se divide en dos categorías principales: soluble e insoluble en agua. Las fibras solubles en agua también se llaman gomas. Todas las plantas contienen ambos tipos de fibra en varios grados. Las fibras *insolubles* son generalmente las partes estructurales de la planta, como tallos o raíces, mientras que las fibras *solubles* son generalmente las partes llenas de agua de la planta, como hojas o frutos. Debido a que las fibras solubles transportan tanta agua comerlas retrasa el vaciamiento del estómago, haciéndolo sentir más lleno por más tiempo. Las fibras solubles también pueden ayudar a reducir el colesterol LDL (el llamado malo) al disminuir su absorción.[14] La fibra insoluble es considerada saludable para el intestino porque permite un mejor manejo de las heces por parte del cuerpo, y también es digerida por bacterias en el intestino, lo que produce importantes subproductos utilizados por el cuerpo, como las enzimas.[15]

---

[13] Prevention, Fiber Up Slim Down Cookbook by Rodale, Page VII
[14] WebMD http://www.webmd.com/diet/fiber-health-benefits-11/ insoluble-soluble-fiber
[15] Anderson JW, Baird P, Davis RH, et al. (2009). "Health Benefits Of Dietary Fiber". Nutr Rev. 67(4): 188-205.

La fibra insoluble es en realidad la mayor parte de la fibra que comemos cuando consumimos frutas, nueces y verduras crudas o cocidas. Esta fibra, aunque técnicamente insoluble, puede retener agua; simplemente no puede ser descompuesta por el cuerpo para alimento. Una dieta tradicional de alimentos integrales, que consiste principalmente en vegetales, nueces y frutas, es rica en fibras solubles e insolubles.

¿Qué es lo que hace?

Una de las razones por las que la fibra no recibe el respecto que debería es porque no es bien entendida. Muchos profesionales piensan que la fibra entra y sale del cuerpo sin alteración química. Esto está muy lejos de la verdad. De hecho, los efectos de la fibra en el cuerpo son significativos. La fibra dietética debe ser considerada un nutriente esencial, tan crítico para la buena salud como la vitamina C.

Consideremos la suposición de que la fibra entra y sale del cuerpo sin cambios, lo cual ya hemos determinado que es falso. Primero, la fibra es digerida por bacterias en el intestino humano. La cantidad de digestión está determinada por muchos factores, incluyendo la salud del individuo, la diversidad de las bacterias y el tipo de fibra. Por ejemplo, en una dieta mixta administrada a individuos sanos, entre el 70 y el 80% de la fibra se digiere durante su paso a través del intestino.[16] Las fibras de celulosa sobreviven mejor a la digestión que las fibras solubles en

---

doi: 10.1111/ j.173-4887. 2009. 00189.x. PMID 19335713

[16] Cummings, John H, The Effect Of Dietary Fiber On Fecal Weight And Composition, 0-8493-2387-8/01 (CRC 185)

agua. El hecho significativo aquí es que la fibra dietética es, de hecho, utilizada por el cuerpo y *no* es expulsada en su totalidad. En individuos sanos, sólo el 17% de la materia sólida en las heces es fibra. Un 55% adicional son en realidad bacterias, alimentos no digeridos, agua, sales minerales y células muertas.[17]

El hígado genera una sustancia llamada *bilis* para ayudar en la digestión de las grasas en el intestino delgado. Esta se fabrica a partir del colesterol, razón por la cual cualquier cosa que aumente la producción de la misma disminuye el colesterol en el torrente sanguíneo. El cuerpo generalmente confunde la fibra soluble con las grasas con el propósito de generar bilis; sin embargo, debido a que la fibra no es grasa, no es digerida por esta. La bilis es liposoluble, por lo que aglutina las toxinas liposolubles en los intestinos. Desafortunadamente, en lugar de expulsar la bilis, esta es reabsorbida nuevamente en la sangre. Esto cambia cuando está en presencia de fibra insoluble. Las sales biliares y su carga de toxinas se unen a la fibra insoluble que luego es expulsada del cuerpo.[18] Esto proporciona un tripe beneficio al cuerpo. Reduce el colesterol por un proceso natural, esponja suavemente las toxinas y las expulsa de los intestinos, y actúa como estimulante para el hígado y los procesos digestivos. El aumento de la producción de bilis puede ayudar a prevenir la formación de cálculos biliares en la vesícula biliar y las vías biliares.

---

[17] Dr. David Williams, Alternatives, May 2012, page 3 (J Med Microbiol 80; 13(1):45-56)(FASEB J 91;5(13):2856-2859)

[18] Dr. David Williams, Alternatives May 2012, Page 5

La Conexión con las Bacterias

Los seres humanos existen como una mezcla de organismos humanos y otros organismos vivos que normalmente viven juntos de manera saludable y armoniosa.[19] Muchos de estos organismos son bacterias, junto con algunos hongos útiles. Incluso algunas de las que antes se consideraban bacterias "dañinas" ahora se cree que proporcionan beneficios importantes a los seres humanos cuando existen en equilibrio.[20] Estos microorganismos benéficos se denominan *simbiontes*. Se desconoce exactamente cuáles son los simbiontes necesarios para promover la salud humana y en gran medida no se han estudiado.

Las bacterias digieren la fibra en el intestino. Uno de los resultados de esto es la liberación de *Inositol* del ácido fítico que se encuentra en la fibra insoluble. El inositol mejora el metabolismo del colesterol y ayuda a controlar la depresión, el insomnio y la fibromialgia. Además, estas mismas bacterias crean la vitamina K, que ayuda al cuerpo a controlar el sangrado y la coagulación de la sangre, la biotina (B7) y la vitamina K2. Las vitaminas K ayudan a manejar los niveles de calcio en los tejidos blandos. Debido a que los humanos no pueden almacenar mucha vitamina K, se requiere de una dieta rica en ambos tipos de fibra, ya que de lo contrario estas bacterias no tendrían alimento y no producirían resultados beneficiosos para el cuerpo.

---

[19] http://en.wikipedia.org/wiki/Symbiosis
[20] Dr. David Williams Alternatives May 2012, page 2. In addition see recent studies of Helicobacter pylori in Science News October 9, 1999. http://www.sciencenews.org/sn_arc99/ 10_9_99/bob1.htm

Este párrafo es una cita de Wikipedia:

> "Cuando la fibra soluble es fermentada en el intestino, se producen ácidos grasos de cadena corta (AGCC). Los AGCC participan en numerosos procesos fisiológicos que promueven la salud. Algunos de ellos pueden ayudar a estabilizar los niveles de glucosa en sangre al actuar sobre la liberación de insulina pancreática y el control hepático de la descomposición del glucógeno, estimular la expresión génica de los transportadores de glucosa, proporcionar nutrición a los colonocitos, en particular mediante el butirato de los AGCC, suprimir la síntesis de colesterol por parte del hígado y reducir los niveles en sangre de colesterol LDL y los triglicéridos responsables de la aterosclerosis, disminuir el pH colónico (es decir, aumenta el nivel de acidez en el colon) que protege el revestimiento de la formación de pólipos colónicos y aumenta la absorción de los minerales de la dieta estimulan la producción de las células linfocitos T, anticuerpos, leucocitos, citoquinas y mecanismos linfáticos que desempeñan un papel crucial en la protección inmunológica, mejoran las propiedades de barrera de la capa de la mucosa del colon, inhibiendo los irritantes inflamatorios y la adhesión que contribuyen a las funciones inmunológicas. Los AGCC que son adsorbidos por la mucosa colónica pasan a través de la pared colónica a la circulación portal (abastecimiento del hígado) y el hígado las transporta al sistema circulatorio general. En general, los AGCC afectan a los principales sistemas reguladores, como los niveles de glucosa y lípidos en sangre, el entorno del colon y las funciones inmunitarias intestinales.

Los principales AGCC en humanos son butirato, propionato, y acetato, donde el butirato es la principal fuente de energía para los colonocitos, el propionato está destinado a ser absorbido por el hígado, y el acetato entra en la circulación periférica para ser metabolizado por los tejidos periféricos".

¿Cuánto es Suficiente?

La Universidad de Kentucky recomendó en un artículo que la ingesta de fibra dietética para niños y adultos debería ser de 14g/1000kcal y señaló que se necesita más investigación. Aunque esta es una cifra útil para los diseñadores de alimentos industriales, no es muy útil para alguien que intenta comer una dieta rica en fibra de su refrigerador.

Una cifra más útil es proporcionada por el Instituto de Medicina de la Academia Nacional de Ciencias de Los Estados Unidos, que sugiere que los adultos deben consumir de 20 a 35 gramos de fibra dietética por día, pero la ingesta diaria promedio de fibra dietética en los Estados Unidos es de sólo 12 a18 gramos.[21]

La Asociación Dietética Americana recomienda un mínimo de 20-35g/día para un adulto sano, dependiendo de la ingesta de calorías (por ejemplo, una dieta de 2000Cal/8400 KJ[22] debe incluir 25g de fibra por día) La recomendación de la ADA para los niños es que la ingesta debe ser igual a la edad en años más 5 g/día (por ejemplo, un niño de 4 años debe consumir 9g/día). Todavía no se han

---

[21] Linus Pauling Institute at Oregon State University, http://en. wikipedia.org/ wiki/Dietary_fiber
[22] Kilojoules. 1 kJ = 0.2 Calories (Cals); 1 Calorie = 4.2 kJs.

establecido directrices para las personas mayores o muy enfermas.

La Fundación Británica de Nutrición ha recomendado un consumo mínimo de fibra de 18g/día para adultos sanos.

Fibra Dietética Sugerida en Gramos por Día (g/d)

Sexo	Clínica Mayo		Británico	ADA	NAS
Edad	<50	50+			
Hombre	38 g/d	30 g/d	18 g/d	20-35 g/d	20-35 g/d
Mujer	25 g/d	21 g/d	18 g/d	20-35 g/d	20-35 g/d

Estas cifras son los valores mínimos sugeridos de gramos por día de fibra dietética que alguien debe consumir para obtener beneficios ¿habrá más beneficios con más fibra? ¿Comer demasiada fibra causará daño al cuerpo? Hay muy poca información para responder a estas preguntas y, por lo tanto, no tienen respuesta. Es seguro decir que comer más no será dañino siempre y cuando se mantenga dentro de límites razonables y se use de una forma aceptable. Parece que la cantidad mínima de fibra para obtener beneficios para la salud está entre 18 y 38 gramos de fibra dietética por día para adultos sanos. Por el bien del debate, digamos 35 gramos por día para los adultos como el consumo mínimo diario de fibra dietética necesaria para proporcionar beneficios

¿Cuánta comida tiene que comer para consumir 35 gramos por día de fibra? La Clínica Mayo tiene una guía para responder a esta pregunta en
http://www.mayoclinic.com/health/high-fiber-

foods/NU00582. Un extracto de algunos de los alimentos más comunes es:

Cantidad de Alimentos Necesarios para Obtener 35 Gramos/Día de Fibra Dietética

Valor Suministrado por La Clínica Mayo	35 gr/día
Frambuesas 1 taza (8.0 gr)	4.4 tazas
Manzana s/ piel 1 mediana. (5.5 gr)	6.36 manzanas
Naranja 1 mediana (3.1 gr)	11.29 naranjas
Pan de Centeno 1 rebanada (1.9 gr)	18.42 rebanadas
Arroz Integral, cocido (3.5 gr/taza)	10 tazas
Guisantes partidos, cocidos, 1 taza (16.3 gr)	2.14 tazas
Brócoli Hervido 1 taza (5.1 gr)	6.86 tazas

Claramente, *nadie* estará dispuesto a comer tanta comida, así que hay que encontrar alternativas.

El Lado "Positivo" de la Fibra

La Universidad de Kentucky publicó un artículo sobre los beneficios para la salud de la fibra dietética[23]. Entre estos beneficios, encontraron que las personas con una dieta alta en fibra dietética podrían tener un riesgo significativamente menor de desarrollar enfermedad cardiaca coronaria, accidente cerebrovascular (ACV), hipertensión, diabetes, obesidad y algunas enfermedades gastrointestinales. El aumento de fibra dietética redujo la presión arterial y los niveles de colesterol en suero, aumentó significativamente

---

[23] Anderson JW, Baird P, Davis RH Jr, Ferreri S, Knudtson M, Koraym A, Waters V, Williams CL, .Health Benefits Of Dietary Fiber. Source Department of Internal Medicine and Nutritional Sciences Program, University of Kentucky, Lexington, Kentucky. PMID: 19335713 [PubMed - indexed for MEDLINE]

la pérdida de peso en los individuos obesos, y benefició los trastornos gastrointestinales de la enfermedad de reflujo gastroesofágico, úlcera duodenal, diverticulitis, estreñimiento y hemorroides. También encontraron que aumentar la fibra en la dieta mejora la hiperglucemia y la sensibilidad a la insulina en individuos no diabéticos y diabéticos. Su artículo señala que la fibra dietética prebiótica puede mejorar la función inmunológica y que los beneficios de la fibra pueden ser similares tanto para niños como para adultos.

Dado que la fibra parece tener un valor significativo para la salud, es lógico que aumente la esperanza de vida. Existe, de hecho, un estudio realizado por el Instituto Nacional de Salud de los Estados Unidos y la Asociación Americana de Personas Jubiladas (NIH-AARP) que afirma,

> "Encontramos que el consumo de fibra dietética estaba inversamente asociado con el riesgo de muerte total tanto en hombres como mujeres."[24]

¡Esto significa que comer más fibra puede *aumentar* su esperanza de vida!

Ahora, echemos un vistazo a una cita de un libro no relacionado que tiene un capítulo sobre fibra. El libro está comparando los alimentos refinados frente a los alimentos naturales sin refinar.

---

[24] Yikyung Park, ScD; Amy F. Subar, PhD; Albert Hollenbeck, PhD; Arthur Schatzkin, MD, Dietary Fiber Intake and Mortality in the NIH-AARP Diet and Health Study,Arch Intern Med. 2011;171(12):1061-1068.doi:10.1001/archinternmed.2011.18
http://archinte.jamanetwork.com/article.aspxarticleid=227566

> "La afirmación es en gran medida el hecho de que las dietas de las personas que viven en las zonas Rurales de África consisten en gran parte en cereales sin refinar ricos en fibra, y es en estas zonas donde la trombosis coronaria y otras enfermedades de la riqueza son raras."[25]

Los cereales *no* son una parte natural de la dieta humana, ya que los cereales como el trigo y el arroz sólo entraron en la dieta humana hace menos de 10.000 años[26], un período de tiempo extremadamente corto, cuando se considera toda la evolución humana. No estoy de acuerdo con el Dr. Yudkin, quien cree que el azúcar es más dañino que la falta de fibra dietética. Los humanos han estado comiendo la única forma concentrada de azúcar, la miel, que existe naturalmente en la naturaleza, desde la evolución de la abeja. Creo que los azúcares concentrados, en grandes cantidades, pueden ser muy dañinos para el cuerpo humano y su bioma, pero que, hasta cierto punto, es la falta de suficiente fibra dietética en la dieta lo que exacerba los efectos negativos del azúcar.

El Lado "Negativo" de la Fibra

Así que, la fibra es genial, ¿verdad? ¿Hay *algo* malo con la fibra dietética? Desafortunadamente, no existe tal cosa como un almuerzo gratis. Todo tiene una compensación de beneficios y la fibra dietética no es la excepción. La fibra dietética puede retrasar el tiempo de tránsito de los medicamentos recetados, causando niveles séricos inesperados del medicamento en el torrente sanguíneo. Esto

---

[25] Pure, White, and Deadly, John Yudkin ISBN 978-0-14-312518-1, page 33
[26] Pure, White, and Deadly, John Yudkin, page 34

se ha observado con los opiáceos, pero es fácil de manejar por un profesional médico capacitado. [27] Además, mezclar fibra dietética con medicamentos opiáceos puede causar estreñimiento severo o incluso una obstrucción que requiera intervención médica. La fibra también puede unirse y expulsar algunos minerales vitales, lo que podría ser un problema para las personas con deficiencias nutricionales, pero estos son raros en los países desarrollados. Por último, siempre está la vergüenza de la flatulencia que siempre está presente cuando las bacterias están activas en el intestino. Debido a que la fibra dietética es alimento para las bacterias buenas, puede haber un aumento en la flatulencia; sin embargo algunas personas reportan una reducción en la cantidad de flatulencia (gas pasajero) con el uso continuo de fibra dietética.

También está el gemelo malvado de la fibra dietética *buena,* y es la fibra dietética *mala.* Esta sustancia es rara, natural e insoluble. El aserrín es un ejemplo. Según el libro de Upton Sinclair "The Jungle"[77] [28], en una época se utilizaba como relleno de salchichas. Las partículas de gran tamaño de una fibra de este tipo pueden bloquear el movimiento de los alimentos a través del tracto intestinal y afectar la rapidez con que las bacterias patógenas pueden multiplicarse en el intestino, debido a la falta de motilidad intestinal que lo expulsa. Tal crecimiento excesivo puede causar infecciones o inflamación dentro de la pared intestinal, una condición que se conoce como contrabiota.[29] [30] Es un proceso poco entendido que no será

---

[27] El médico sabrá cuánto tiempo se necesita entre la ingestión de medicamentos y la ingesta de fibra dietética, si la hay.
[28] https://en.wikipedia.org/wiki/Sawdust
[29] Simpson, H; Campbell, BJ (2015). "Review Article. Dietary Fibre-Microbiota Interactions.". Aliment

explorado en detalle en este libro. Básicamente, ¡no coma aserrín en su comida por su celulosa!

Recientemente, la industria alimentaria ha comenzado a llamar a algunas sustancias, que nunca antes se habían llamado fibra dietética, fibra "funcional" [31], como los productos químicos artificiales y los productos de bacteria y levaduras. Además, la Administración de Drogas y Alimentos de los Estados Unidos (FDA) decidió, en 2007, que la sustancia química *polidextrosa* podría llamarse fibra. Esta sustancia química ya se utiliza en los alimentos infantiles. El problema es que nadie sabe si estas fibras dietéticas artificiales tienen alguna de las propiedades útiles de la fibra *natural* mientras que legalmente se llama fibra.[32]

Otra consideración es que no todas las fibras solubles tienen el mismo efecto en el cuerpo humano. Por ejemplo, la inulina, de raíz de achicoria, se considera un prebiótico, que promueve el crecimiento de bacterias simbióticas (buenas) pero no reduce el colesterol. Estos problemas pueden resolverse utilizando una mezcla de muchas fibras dietéticas diferentes que luego proporcionarían un espectro más amplio de beneficios relacionados con las fibras.
ADVERTENCIA: *Nunca* coma fibra dietética seca. Esto significa que las semillas de chía, los suplementos de fibra dietética en polvo o cualquier fibra seca, incluidos los productos a base de fibra que se supone que ayudan a tratar

---

Pharmacol Ther. 42(2): 158-79. doi:10.1111/apt.13248. PMID 26011307.

[30] Simpson, H; Campbell, BJ; Rhodes, JM (2014). "IBD: Microbiota Manipulation Through Diet And Modified Bacteria.". Dig Dis. 32Suppl1: 13-25. doi:10.1159/000367821

[31] Rodale, Men's Health, November 2009 Page 102

[32] Rodale, Men's Health, November 2009 Page 104

el estreñimiento. Hacerlo le hará ganar un viaje rápido a la sala de emergencia de su hospital local. En primer lugar, *la mayoría* de las fibras absorberán muchas veces su peso en agua. Por ejemplo, las semillas de chía absorben *veintisiete veces* su peso en agua. Si usted los come secos, absorben el agua de su boca y garganta, lo cual puede causar que usted se ahogue hasta morir. Si esto sucede en su estómago, podría literalmente bloquear su aparato digestivo con el equivalente natural del concreto, ganando *de nuevo* un viaje a la sala de emergencias. Para evitar estos problemas, **¡NO COMA FIBRA SECA!** Casi *nunca* existe en la forma seca de la naturaleza, así que nunca tendrás ese problema comiendo comida real.

Síntesis

La fibra dietética ayuda a las bacterias benéficas en el intestino al proporcionarles su fuente de alimento preferida, permitiéndoles crecer rápidamente y eliminar las bacterias malas. Estas bacterias buenas también proporcionan muchos beneficios bioquímicos a todo el cuerpo, además de mejorar el sistema inmunológico y sintetizar las hormonas necesarias. Otros beneficios relacionados con la fibra *no* están relacionados con las bacterias benéficas incluyen: moderación del azúcar en sangre, aumento del movimiento de la materia fecal a través del intestino, lo que permite una evacuación intestinal más fácil, y el lavado suave de las paredes intestinales que ayuda a eliminar las bacterias, toxinas y parásitos no benéficos. También ayuda al hígado eliminando las sales biliares, que contiene exceso de colesterol, del intestino.

Mientras que los alimentos naturales de plantas enteras son la forma preferida de fibra dietética, muchos creen que los extractos de fibra dietética de los alimentos de plantas que son purificados y concentrados son beneficiosos para ayudar en los casos de molestias abdominales, diarrea y algunas formas de síndrome del intestino irritable[33][34], que no pueden tolerar la fibra misma sin molestias. Algunas fibras dietéticas, como la inulina, se consideran prebióticas y pueden ayudar a controlar algunas enfermedades inflamatorias.[35]

La inulina es una fibra dietética muy interesante, ya que tiene propiedades que la mayoría de las fibras no tienen, así como efectos sobre el cuerpo humano que son muy deseables. Esto sin embargo, no significa que es la mejor o la única fibra como esta. Tiene algunas ventajas significativas, ya que es barato y fácil de extraer tanto de la alcachofa de Jerusalén como de las raíces de la achicoria, donde es abundante. La inulina ya se utiliza en muchos productos alimenticios de forma segura[36]. A menudo se

---

[33] Friedman G (September 1989). "Nutritional Therapy Of Irritable Bowel Syndrome". Gastroenteroly Clin North Am. 18 (3): 513–24. PMID 2553606.

[34] MacDermott RP (January 2007). "Treatment Of Irritable Bowel Syndrome In Outpatients With Inflammatory Bowel Disease Using A Food And Beverage Intolerance, Food And Beverage Avoidance Diet". Inflamm Bowel Dis. 13 (1): 91–6. doi:10.1002/ ibd.20048. PMID 17206644.

[35] Ewaschuk JB, Dieleman LA (October 2006). "Probiotics And Pre-Biotics In Chronic Inflammatory Bowel Diseases". World J Gastro-enterol. 12 (37): 5941–50. PMID 17009391. Archived from the original on 13 September 2008.

[36] Kaur N, Gupta AK (December 2002). "Applications Of Inulin And Oligo-Fructose In Health And Nutrition" (Pdf). J Biosci. 27 (7): 703–14. doi:10.1007/BF02708379. PMID 12571376.

utiliza como sustituto o para realzar el dulzor de la harina y/o las grasas. La inulina es un carbohidrato digerible, en el sentido de que una parte de ella se digiere para obtener energía, mientras que el resto se fermenta en el intestino como una fibra y una fibra dietética fructífera. También se considera una fibra prebiótica, fermentable[37]. Como tal, puede ser utilizado para reducir el contenido de azúcar, mientras que proporciona un ahorro de calorías de entre el 70% y el 75% mientras que también se utiliza para reducir el contenido de grasa, proporcionando un ahorro de calorías de entre el 85% y el 90%.

Después de la digestión, la inulina puede mejorar la absorción de calcio[38], magnesio[39] y hierro[40]. Se cree que esto sucede debido a la regulación mejorada de los genes que son responsables del transporte de minerales a través

---

[37] Roberfroid MB (1 November 2007). "Inulin-type Fructans: Functional Food Ingredients". J Nutr. 137 (11 Suppl): 2493S–2502S. PMID 17951492.

[38] Abrams S, Griffin I, Hawthorne K, Liang L, Gunn S, Darlington G, Ellis K (2005). "A Combination Of Prebiotic Short- And Long-Chain Inulin-Type Fructans Enhances Calcium Absorption And Bone Mineralization In Young Adolescents". Am J Clin Nutr. 82 (2): 471–6. PMID 16087995.

[39] Coudray C, Demigné C, Rayssiguier Y (2003). "Effects Of Dietary Fibers On Magnesium Absorption In Animals And Humans". j Nutr. 133 (1): 1–4. PMID 12514257.

[40] Tako E, Glahn RP, Welch RM, Lei X, Yasuda K, Miller DD (2007). "Dietary Inulin Affects The Expression Of Intestinal Enter-Ocyte Iron Transporters, Receptors And Storage Protein And Alters The Microbiota In The Pig Intestine". Br J Nutr. 99 (Sep):1–9. doi:10.1017/S0007114507825128. PMID 17868492.

de las proteínas de membrana en la pared del colon. Mientras que hace todo eso, también se cree que aumenta significativamente la reproducción y el bienestar de varios lactobacilos y bifidobacterias dentro del intestino. Esto es muy conveniente.

Sin embargo, la inulina tiene algunos problemas significativos. Si no lo hiciera, nos la comeríamos por completo. La inulina no es bien tolerada, especialmente por las personas que toman ciertos tipos de medicamentos, ya que puede causar dificultades digestivas, dolor y problemas de gas.[41] [42] Sin embargo, no todo son malas noticias. Algunos estudios clínicos han indicado, sobre los resultados prácticos, que la inulina todavía puede ser eficaz cuando se toma en pequeñas dosis de 15 gramos por día[43], lo que minimiza el malestar digestivo.

Algunos de los problemas que las fibras dietéticas especificas han demostrado ayudar son la enfermedad de

---

[41] Grabitske, Hollie A.; Slavin, Joanne L. (2009). "Gastro-intestinal Effects Of Low-Digestible Carbohydrates". Critical Reviews in Food Science and Nutri-tion. 49 (4): 327–360. doi: 10.1080/ 10408390802067126. PMID 19234944.

[42] Shepherd, Susan J.; Gibson, Peter R. (2006). "Fructose Mal-absorption and Symptoms of Irritable Bowel Syndrome: Guidelines for Effective Dietary Management". Journal of the American Dietetic Association. 106 (10): 1631–1639. doi:10. 1016/j.jada. 2006. \07.010. PMID 17000196.

[43] Liber, A.; Szajewska, H. (2013). "Effects Of Inulin-Type Fructans On Appetite, Energy Intake, And Body Weight In Children And Adults: Systematic Review Of Randomized Controlled Trials". Ann Nutr Metab. 63 (1–2):42–54.doi: 10.1159/0003 50312. PMID 23887189.

Crohn[44], la colitis ulcerosa[45] [46] y el Clostridium difficile[47]. Las fibras dietéticas, que dan lugar a la producción de ácidos grasos específicos de cadena corta pueden tener efectos antiinflamatorios en el intestino.[48] [49] [50]

---

[44] Guarner F (April 2005). "Inulin And Oligofructose: Impact On Intestinal Diseases And Disorders". Br J Nutr. 93 Suppl 1: S61–5. Doi:10.1079/ BJN 20041345. PMID 15877897.

[45] Seidner DL, Lashner BA, Brzezinski A, et al. (April 2005). "An Oral Supplement Enriched With Fish Oil, Soluble Fiber, And Antioxidants For Corticosteroid Sparing In Ulcerative Colitis: A Randomized, Controlled Trial". Clin Gastroenterol Hepatol. 3 (4): 358–69. doi:10.1016/S1542-3565(04)00672-X. PMID 15822041.

[46] Rodríguez-Cabezas ME, Gálvez J, Camuesco D, et al. (October 2003). "Intestinal Anti-Inflammatory Activity Of Dietary Fiber (Plantago Ovata Seeds) In Hla-B27 Transgenic Rats". ClinNutr. 22 (5):463–71.doi:10.1016/S0261-5614(03) 00045-1. PMID 14512034.

[47] Ward PB, Young GP (1997). "Dynamics Of Clostridium Difficile Infection. Control Using Diet". Adv Exp Med Biol. 412: 63–75. PMID 9191992.

[48] Säemann MD, Böhmig GA, Zlabinger GJ (May 2002). "Short-chain Fatty Acids: Bacterial Mediators Of A Balanced Host-Microbial Relationship In The Human Gut". Wien Klin Wochenschr. 114 (8–9): 289–300. PMID 12212362.

[49] Cavaglieri CR, Nishiyama A, Fernandes LC, Curi R, Miles EA, Calder PC (August 2003). "Differential Effects Of Short-Chain Fatty Acids On Proliferation And Production Of Pro- And Anti-Inflammatory Cytokines By Cultured Lymphocytes". Life Sciences. 73 (13):

Personalmente, creo que los extractos concentrados de fibras vegetales, dependiendo de lo que sean pueden ser tan o *más* útiles para el cuerpo humano que los alimentos vegetales enteros naturales. Una de las razones de esto es que es mucho más fácil comer un suplemento de fibra dietética concentrada que una montaña entera de comida, ¡lo que podría causar su propio tipo de problema!

1683–90. doi:10.1016/S0024-3205 (03)00490-9. PMID 12875900.

[50] Liber, A.; Szajewska, H. (2013). "Effects Of Inulin-Type Fructans On Appetite, Energy Intake, And Body Weight In Children And Adults: Systematic Review Of Randomized Con-trolled Trials". Ann Nutr Metab. 63 (1–2): 42–54. doi: 10.1159/ 0003 50312. PMID 23887189.

III. LOS EFECTOS DE LA FIBRA DIETÉTICA

La fibra dietética atraviesa el estómago y el intestino delgado sin romperse. La digestión humana no contiene las enzimas y otros químicos usados por los herbívoros para digerir la fibra. Por esta razón, la fibra se pasa la mayoría de las veces sin cambio al intestino grueso, donde se producen la mayoría de los efectos.

Esto es lo que sabemos hasta ahora (4 puntos):

1) La fibra dietética alimenta a las bacterias buenas en el microbioma.[51]
2) El microbioma tiene un gran impacto en el sistema inmunológico y en el sistema de producción de hormonas.
3) La fibra dietética y el almidón resistente reducen las tendencias diabéticas por un medio desconocido, pero bien observado.[52] [53] [54] [55] [56] [57]

---

[51] Simpson, H.L.; Campbell, B.J. (2015). "Review Article: Dietary Fibre-Microbiota Interactions". Alimentary Pharma-cology & Therapeutics. 42(2): 158-179. doi:10.1111/ apt.13248. PMID 26011307.

[52] Weickert MO, Pfeiffer AF (2008). "Metabolic Effects Of Dietary Fiber Consumption And Prevention Of Diabetes". J Nutr. 138(3); 439-42. PMID 18287346

[53] Johnston, KL; Thomas EL; Bell JD; Frost GS; Robertson MD (2010), "Resistant Starch Improves Insulin Sensitivity In Metabolic Syndrome:" Diabetic Medicine.27(4):391-397.doi:10. 1111/j.1464-5491.2010.02923.x.PMID 20536509.

4) La fibra reduce el colesterol malo por medio de la absorción de la sal de la bilis y la evacuación a través del intestino.

Además, hay alguna evidencia de que los efectos de la fibra dietética y el almidón altamente resistente a la amilosa pueden afectar el desencadenamiento de genes, lo que puede afectar la función del sistema digestivo y las

---

[54] Robertson, M. Denise; Currie JM; Morgan LM. Jewell DP; Frayn KN (2003). "Prior Short-Term Consumption Of Resistant Starch Enhances Postprandial Insulin Sensitivity In Healthy Subject" (PDF). Diabetologia. 46(5); 659-665. doi:10.1007/ s00125-003-1081-0. PMID 12712245.

[55] Robertson, M. Denise; Bickerton AS; Dennis AL; Vidal H; Frayn KN (2005). "Insulin-sensitizing Effects Of Dietary Resistant Starch And Effect On Skeletal Muscle And Adipose Tissue Metabolism". The American Journal of Clinical Nutrition. 82(3): 559-567. PMID 16155268.

[56] Maki, Kevin C.; Pelkman CL; Finocchiaro ET; Kelley KM; Lawless AL; Schild AL; Rains TM (April 2012)."Resistant Starch From High-Amylose Maize Increases Insulin Sensitivity In Overweight And Obese Men". Journal of Nutrition. 142(4): 717–723. doi:10.3945/jn.111. 152975. PMC 3301990. PMID 2235 7745.

[57] Robertson, M. Denise; Wright JW; Loizon E; Debard C; Vidal H; Shojaee-Moradie F; Russell-Jones D; Umpleby AM (28 June 2012). "Insulin-sensitizing Effects On Muscle And Adipose Tissue After Dietary Fiber Intake In Men And Women With Metabolic Syndrome". Journal of Clinical Endocrinology & Metabolism. 97 (9): 3326–32. doi:10.1210/jc.2012-1513. PMID 22745235.

funciones y floras asociadas.[58] Esta investigación se encuentra todavía en sus primeros años.

¡No Eres Humano!

¿Considerarías que los primeros carros están hechos de madera si menos del 10% del carro fuera de madera? ¡No!

Los primeros carros tenían pisos, asientos, tapicería, salpicaderos y algunas otras partes de madera, pero los carros eran en su mayoría de metal; las partes más importantes, el motor y la trasmisión, no podía ser de madera. La mayoría de las personas consideraría que el carro está hecho de metal, o más acertadamente, lo identificaría como un compuesto de materiales, con la excepción de un puñado de carros novedosos cuyo chasis estaba hecho de madera.[59]

Usando esta lógica, ¡tu cuerpo no es humano! Solo el 10% de las células que componen su cuerpo son humanas. Esto es, 10% por conteo celular, no por peso.

Su cuerpo es 90% bacterias y hongos simbióticos. Esta bacteria es esencial para la vida. Sin ella, mueres.

---

[58] Keenan, M.J.;Martin, R.J.; Raggio, A.M.; McCutcheon, K.L.; Brown, I.L.; Birkett, A.; Newman, S.S.; Skaf, J.; Hegsted, M.; Tulley, R.T.; Blair, E.;Zhou, J. (2012). "High-Amy-lose Resistant Starch Increases Hormones And Improves Structure And Function Of The Gastrointestinal Tract: A Microarray Study" Journal Of Nutrigenetics And Nutri-Genomics. 5(1): 26-44. doi: 10.1159/ 000335319. PMID 22516953.

[59] https://jalopnik.com/5870797/the-ten-coolest-wooden-cars-of-all-time/

Déjeme ir más lejos. Del 10% de su cuerpo que está compuesto de células humanas, donde el ADN se considera "humano", una parte *significativa* de las células humanas *no* lo son. Las mitocondrias por ejemplo, son las partes del cuerpo que alimentan las células humanas, pero las mitocondrias *no* comparten ADN con los humanos. El ADN de la mitocondria es de naturaleza bacteriana.

Definición de Mitocrondria de Dictionary.Com

Mitocondriones   *Plural,* **mitocondria**
"Una estructura en el citoplasma de todas las células, excepto las bacterias, en la que las moléculas de los alimentos (azúcares, ácidos grasos, aminoácido) se descomponen en presencia de oxígeno y se convierten en energía en forma de ATP[60]. Las mitocondrias tienen una membrana interna y externa. La membrana interna tiene muchas torceduras y pliegues (llamados cristas), que aumentan la superficie disponible para las proteínas y sus reacciones asociativas. La membrana interna tiene un líquido que contiene ADN, ARN, pequeños ribosomas y solutos. El ADN de las mitocondrias es genéticamente distinto al del núcleo celular, y las mitocondrias pueden fabricar algunas de sus propias proteínas independientemente del resto de la célula. Cada célula puede contener miles de mitocondrias, que se mueven produciendo ATP en respuesta a la necesidad de energía química de la célula. Se cree que las mitocondrias se originaron como organismos separados, unicelulares, que se

---

[60] Adenosine Triphosphate. The fuel your cells run on. No ATP = No Life.

volvieron tan simbióticos con sus huéspedes que se volvieron indispensables. El ADN mitocondrial es considerado un remanente de una existencia pasada como un organismo separado."

Por lo tanto, la parte de sus células humanas que las mantiene vivas es de naturaleza bacteriana. Para ir más lejos, muchas partes del AND humano han sido identificadas como suministradas por materiales bacterianos y virales.

Ahora sabes que menos del 10% de tu cuerpo es "humano" y, de las partes que *son* humanas, una parte crítica, la parte que alimenta las células humanas, *no* lo es. Incluso la definición de AND humano incluyen recortes de AND de otros organismos.

Esto no sólo es cierto para los humanos. Es cierto para *todos* los seres vivos, especialmente los animales, pero también las plantas.

Lo que esto significa es que *no* eres completamente humano. Puesto que este es el caso, ¿por qué ignoramos el 90% no humano de nuestros cuerpos cuando hablamos de salud?

IV. ¡SIMBIONTES!

Sus intestinos contienen principalmente bacterias simbióticas. Producen la mayor parte de sus sistema inmunológico, muchas hormonas críticas, y digieren partes significativas de su comida, y esto es ¡sólo las bacterias de sus intestino! Las bacterias que son una parte significativa de su piel la protegen del cáncer de piel, producen vitamina D (una hormona crítica) y proporcionan mucho de lo que mantiene su piel joven y saludable.

Hipócrates declaró, hace más de 2000 años, que *"la muerte está en las entrañas"*. Esto significa que, cuando algo va mal con estas bacterias críticas, entonces siguen la enfermedad y la muerte. ¿Qué puede salir mal? Qué tal esto, del sitio titulado "Glyphosate Used With GMO Crops Under Attack for Disrupting Microbiome Science, or A Gut Feeling":

> "Una especie de *Clostridium* causa botulismo y otra causa una condición que pone en peligro la vida y cuya supervivencia ha estado mejorando principalmente debido al procedimiento de trasplante fecal. El estudio observó los efectos del glifosato en estas bacterias patógenas y también en varias importantes cepas bacterianas amigables. Resulta que el *Clostridium* y la *Salmonella* son bastantes resistentes al glifosato, mientras que varias hebras amistosas son moderadamente a

altamente susceptibles al glifosato, lo que significa que podrían ser eliminadas."[61]

¿Qué puede causar la muerte de las bacterias beneficiosas? Resulta que la causa número uno de muerte simbiótica es la falta de fibra dietética en nuestras dietas. Una segunda causa es el uso excesivo de antibióticos en nosotros mismo y en nuestros alimentos. El *glifosato* (también conocido como Roundup) se ha identificado como una toxina moderada para las bacterias buenas, mientras que los que no tiene ningún efecto sobre muchas formas de bacterias malas (patógenas).

Hacemos hincapié en las bacterias beneficiosas que nos mantienen vivos al no alimentarlas con su alimento preferido, la fibra dietética. Los matamos con antibióticos excesivos y los envenenamos con herbicidas, fungicidas, pesticidas, colorantes artificiales, edulcorantes y conservantes. Consumimos cantidades excesivas de azúcar, lo que beneficia a las bacterias "malas". Entonces nos preguntaremos cómo podríamos haber fracasado como personas sanas.

Un nuevo tipo de tratamiento, los trasplantes fecales, se ha utilizado para salvar vidas en Europa y en otros lugares, Sólo está empezando a estar disponible en los Estados Unidos, principalmente debido al "factor asco" y a los retrasos regulatorios. Además de salvar vidas, ha sido indicado como un tratamiento médico para la obesidad y muchos otros problemas, incluyendo algunas dolencias

---

[61] https://www.geneticliteracyproject.org/2014/12/05/glyphosate-used-with-gmo-crops-under-attack-for-disrupting-microbiome-science-or-a-gut-feeling/

fisiológicas. Esto es lo que Drexel Medicine Gastroenetrology sobre el Trasplante Fecal de Microbiota:

> Los pacientes con C.Diff en sus tractos digestivos, generalmente por tomar demasiados antibióticos, causan problemas de diarrea, dolor abdominal, hinchazón, fatiga y fiebre. Además, el trasplante fecal puede ayudar en la enfermedad inflamatoria intestinal, el síndrome del intestino irritable, la enfermedad de Crohn y la colitis ulcerosa. También hay sugerencias de que puede ayudar en condiciones no digestivas, incluyendo enfermedades neurológicas, reumatológicas y cardiovasculares. Puede ver una lista de los estudios en curso en clinicaltrials.gov.[62]

El problema con esta técnica es que realmente estamos tropezando en la oscuridad. La ciencia moderna no tiene idea de lo que es la mayoría de las bacterias que nos sostienen o cómo interactúan entre sí o con nosotros. Además, ahora parece que algunas bacterias pueden, de hecho causar enfermedades a largo plazo años después. El material fuente debe estar muy bien seleccionado y apenas estamos empezando a aprender cómo hacerlo.

¿Por qué no cultivar las bacterias necesarias y utilizarlas en lugar de la materia fecal trasplantada? La razón es porque hay miles de bacterias diferentes que se necesitan para mantenernos vivos y no sabemos qué es lo que la mayoría de ellas *son* o hacen. Podemos verlos, pero no sabemos que son, Además, el trasplante fecal, tal como se practica en Europa, es tan seguro como lo permite la ciencia actual.

---

[62] http://www.drexelmedicine.org/patient-services/gastro-enterology/services/ fecal-microbiota-transplant/

Efectos sobre la Edad, el Sueño, y el Ritmo Circadiano

En el último par de décadas, los científicos han llegado a una nueva apreciación de la función del microbioma del intestino. Ahora entienden cómo estos microbios, que antes se subestimaban enormemente, pueden afectar el funcionamiento saludable interno de *todo* nuestro cuerpo, no sólo el intestino:

> "Ahora reconocemos que son esenciales para nuestra salud, ya que participan en muchas funciones fisiológicas importantes, como la digestión y el metabolismo de los alimentos, así como en las respuestas inmunitarias y la inflamación; la alteración de la microbiota intestinal podría contribuir a una variedad de afecciones, como el asma infantil, la obesidad, la colitis y el cáncer de colon."[63]

Los investigadores han descubierto que el microbioma del intestino es diferente en diferentes momentos del día. Esto es consistente con las variaciones circadianas del cuerpo en otras áreas, tales como metabolismo, apetito, sueño, hormonas, etc. De hecho, no sólo los microbios en el intestino cambian su actividad y producción, con la hora del día, también pueden cambiar de ubicación en el colon.

Los cambios en la hora de la alimentación, una muerte masiva de microbiota en el intestino, o la introducción de

---

[63] Stevens, Richard G., "Circadian Rhythms And The Micro-biome: Disrupting Daily Routine Of Gut Microbes Can Be Bad News For The Whole Body", www.salon.com, December 24, 2016

venenos o toxinas en el Sistema, pueden afectar el funcionamiento del hígado, por ejemplo, dependiendo de la hora del día. El cuerpo puede manejar mejor este tipo de estrés a primera hora de la mañana, mientras que por la noche sufrirá más de los efectos nocivos de estos problemas. Tales hallazgos pueden influir en cosas como los momentos óptimos para tomar medicamentos, minimizando así los efectos secundarios y mejorando la efectividad.

Parece ser que los microbios intestinales funcionan como una comunidad y no como individuos, por lo que un cambio en la producción de una especie puede influir en todas ellas. Una especie puede necesitar lo que otra especie de microbio produce en un momento del día. Además, ya sea que los microbios estén siendo alimentados de día o de noche, esto también hace una gran diferencia en la función de dichos microbios[64]

Esto se puede ver claramente en el efecto del microbioma intestinal sobre la apnea obstructiva del sueño. Los científicos han encontrado que esta enfermedad ocurre con más frecuencia en personas obesas o diabéticas. La presencia de altas cantidades de grasa en el intestino cambia el equilibrio microbiano, una situación llamada *disbiosis*. En un estudio, donde los sujetos delgados con apnea preexistente fueron alimentados con una dieta alta en grasas, *no se* volvieron obesos, pero sí *se* volvieron hipertensos. Esto mostró que fue la *combinación* de apnea y una dieta alta en grasas lo que causó la hipertensión, Sin la dieta de grasa, el sujeto con apnea continuó teniendo

---

[64] Ibid (same as above)

presión arterial normal debido al microbioma intestinal normal.⁶⁵

Aunque la hora del día y la dieta pueden afectar al microbioma, la edad por sí misma no tiene por qué afectarlo. Estudios realizados en China han ilustrado que, si una persona está sana *a cualquier* edad, sus microbiomas serán muy similares. Como Greg Gloor, profesor de la Escuela de Medicina y Odontología Schulich de Western, declaró:

> "La conclusión fundamental es que si usted está sano y tiene 90 años de edad, su microbiota intestinal no es tan diferente de una saludable de 30 años de edad de la misma población… Esto demuestra que la principal diversidad de su intestino a su edad es un biomarcador de envejecimiento saludable, al igual que el colesterol bajo es un biomarcador de un sistema circulatorio saludable."⁶⁶

Podría ser posible reajustar el microbioma de una persona mayor a uno de 30 años añadiendo microbios diversos al sistema de la persona mayor o, por el contrario, hacer que una persona más joven y menos saludable vuelva a ser saludable haciendo que un microbioma sea más parecido al de una persona mayor sana.

---

[65] Baylor University, "Obstructive Sleep Apnea-Induced Hyper-tension Linked To Gut Microbiome", medicalxpress.com, February 9th, 2016

[66] Biomarker, Microbiome, "Gut Microbiota Of Healthy Elders Not Different From 30 Year-Olds, Study Shows," www.news-medical.net, October 11th, 2017

Un microbioma sano tiene un efecto antienvejecimiento en el en el cuerpo. El suministro de *fibra* puede tener una multitud de efectos para:

1) reducir el colesterol, para un corazón y vasos sanguíneos sanos,
2) la prevención de la diabetes, mediante el control de los niveles de azúcar en la sangre y el intestino,
3) controlar el peso y reducir todas las enfermedades relacionadas con la obesidad,
4) reducir la inflamación y todas las enfermedades relacionadas con ella,
5) proteger las articulaciones, reduciendo la inflamación y el estrés inducido por el peso, y
6) potenciar las bacterias buenas en el intestino, lo que le permite funcionar de manera óptima para mantener la salud.[67]

Reproductores de Microbiomas

La siguiente información se cita del libro **"The Symbiont Factor, How the Gut Microbiome Redefines Health, Disease, and Humanity," by Richard Matthews.**[68] (Usado con permiso explícito del autor.) Recomiendo encarecidamente este libro, como cito de la edición 20014, páginas 348 a 354. Este tema será el área de investigación más importante para los próximos 100 años y, de la docena de libros que tengo sobre el tema, este es el mejor y el más científico. Aquí hay una lista de simbiontes conocidos:

---

[67] Wadyka, Sally, "The Surprising Anti-Aging Benefits of Fiber," www.consumerreports.org, February 15th, 2018

[68] Matthews, Richard, "The Symbiont Factor, How the Gut Microbiome Redefines Health, Disease and Humanity". ISBN-13: 978-150055944, ISBN-10: 1500553948.

Streptococcus Thermophilus
- Previene la translocación bacteriana durante la cirugía laparoscópica (Sahin)
- Ayuda a las mujeres embarazadas a mantener la función de la insulina, previniendo la diabetes gestacional (Asemi)
- Combate las infecciones por Clostridum difficile (Kolling)

Loctobacillus Plantarum
- Reduce el colesterol (Oner)
- Protege contra el virus de la gripe (Park)
- Disminuye el IMC (índice de masa corporal) y la presión arterial and (Sharafedtinov)
- Reduce las reacciones alérgicas anafilácticas a la inmunoglobulina E (Yoshida)
- Protege las células inmunes NK (asesinas naturales) de la radiación gamma (Lee)

Lactobacillus Rhamnosus
- Ayuda a prevenir o tratar el MRSA (Staphylococcus aureus Resistente a la Meticilina) (Sikorska)
-Protege el músculo del colon del daño inducido por el LPS (Ammososcato)
-Previene el rinovirus (resfriado) en bebés prematuros (Luoto)
-Protege contra los efectos cancerígenos de la luz ultravioleta (Weill)
-Protege los intestinos contra el daño de la radiación (Ciorba)

Lactobacillus Casei
- Ayuda a prevenir el cáncer de mama (Kaga, Toi), junto con las isoflavonas de soja en la dieta
- Restaura la función de las células dendríticas dañadas en la colitis ulcerosa (Mann)

- Inhibe el crecimiento de células cancerosas del hígado (Han)

Lactobacillus Fermentum
- Inhibe el crecimiento de bacterias que causan caries (Chen, Elavarasu)
- Mejora las uniones apretadas entre las células intestinales (previniendo las fugas intestinales) (Sultana)
- Protege las células hepáticas del daño causado por la exposición prolongada al alcohol (Park). Un tipo de kombucha, se puede hacer con té verde fermentado con L.fermentum.
- Reduce los efectos del síndrome metabólico/resistencia a la insulina (modelo de índice de función humana) (Tomaro-Duchesneau)

Bifidobacterium Infantis
- Modula las respuestas inflamatorias del huésped (Groeger)
- Programa el sistema inmunológico y reduce las alergias (Toh)

Bifidobacterium Breve
- Protege la piel contra el daño causado por la luz ultravioleta (Sugimoto)
- Protege los riñones contra la formación de cálculos de oxalato de calcio (Giardina)
- Previene la constricción de las vías respiratorias y el asma (Sagar), cuando se combina con oligosacáridos (encontrados en las patacas, espárragos, puerros y cebollas).[69]

---

[69] PVR-- el libro dice que los oligosacáridos son una fibra no digerible, pero ahora se sabe que no es cierto. Es legalmente fibra dietética, pero es digerible y, por lo tanto, no es una fibra real.

Bifidobacterium Bifidum
- Baja la presión arterial (Gonzalez-Gonzalez)
- Reduce el colesterol total y el colesterol LDL (Bordoni)
- Ayuda a prevenir o tratar las infecciones por Clostridium difficile (Sikorska)

Lactobacillus Acidophilu
- Inhibe el crecimiento de Salmonella (Scapin)
- Reduce la inflamación en las células epiteliales intestinales (Borthakur)
- Modula la expresión génica inflamatoria en pacientes con sobrepeso (Zarrati)
- Cuando se administró a la madre de bebés de bajo peso al nacer que fueron amamantados, redujo la incidencia de enterocolitis necrotizante, "muerte del intestino", que puede ser mortal (Benor).
- Reduce la inflamación y el estrés oxidativo en la aterosclerosis (Chen)
- Protege las células epiteliales intestinales en la exposición a la radiación (Chitapanarux)

Beneficios de la Combinación

Algunos beneficios solo se han demostrado en combinaciones de varias especies de probióticos:

1) Reducir la inflamación y el estrés oxidativo en diabéticos tipo 2 (Asemi, probando yogur con cultivos de Streptococcus thermophilus, Lactobacillus bulgaricus, Lactobacilus acidophilus LA5 y Bifidobacterium animalis BB12)
2) Reducir la inflamación y la atrofia muscular en la leucemia (modelo de ratón de la leucemia, estudiado con Lactobacilus reuteri 100-23 y Lactobacillus gasseri 311476) (Bindels)

3) Reducción de la severidad del infarto de miocardio (ataque cardíaco) y mejor recuperación usando Goodbelly®, una bebida probiótica popular que contiene Lactobacillus plantarum 299v (Lam)

4) Prevenir, reducir la diseminación y mejorar el tratamiento del cáncer colorrectal usando combinaciones de Lactobacillus y Bifidobacterium (Geier)

Suplementos Probióticos Similares a los Alimentos

Algunos de los mejores probióticos (aparte de los disponibles como suplementos de cápsulas probióticas) que usted puede introducir a su cuerpo son más como alimentos y bebidas. Aquí revisaré algunos de los más comunes y disponibles. ¡Usted puede haber estado consumiendo algunos de estos durante años y no se dio cuenta de lo saludables que son!

Kombucha: Beneficios de una Bebida Probiótica

Se estima que el Kombucha ha sido fermentado y consumido durante los últimos 2000 años. Una de las bebidas/comidas fermentadas más comunes que no es cerveza o vino, está disponible en muchas tiendas de comestibles y alimentos saludables, además de ser fácil de preparar en casa. ¡Hay una gran variedad de pruebas de los beneficios para la salud del té de kombucha! Un estudio concluyó que la kombucha puede prevenir o curar la diabetes (Aloulou).

Diferentes marcas tienen sus propios perfiles bacterianos, y la variedad casera también tiene un surtido de bacterias y levaduras beneficiosas. Generalmente, la kombucha casera comienza como un SCOBY, o Colonia Simbiótica de Bacterias y Levaduras. Esta es una cultura actual que fermenta el té dulce y forma la kombucha.[70]

Bacillus Coagulans
- Ayuda a tratar, prevenir o recuperar las infecciones por Clostridum difficile (Fitzpatrick, 3 estudios)
- Actividad antimicrobiana contra bacterias patógenas (Honda)
- Antiinflamatorio e inmunomodulador (Jensen)
- Reduce la cantidad de diarrea con el síndrome del intestino irritable (Dolin)
- Reduce algunos de los síntomas de la artritis reumatoide (AR) por modulación del sistema inmunológico (Mandel)
- Reduce el exceso de producción de gas y el dolor y la incomodidad (Kalman)
- Mejora el dolor y la hinchazón por IBS (Hun)
- Mejora la respuesta de las células T a las infecciones virales respiratorias (Baron)

Lactobacillus Paracasei
- Eliminación o reducción de la infección por SARM (Estafilococo Áureo Resistente a la Meticilina) (Sikorska)
- Prevención de algunos de los daños de las dietas altas en grasa (Trasino)
- Reducir la progresión de la enterocolitis necrosante (Zampieri)

---

[70] PVR— Los siguientes bacilos son discutidos en términos de ser parte de Kombucha. Notará que algunas de las propiedades han cambiado.

Lactobacillus Plantarum
- Activación de las células T reguladoras del sistema inmunitario, que limitan la reacción alérgica anafiláctica a las IgE (Yoshida)
- Modulación de la inmunidad, proporcionando protección contra el virus de la gripe (Park)
- Protección de la función de las células asesinas del sistema inmunológico contra los efectos del envejecimiento o la radiación gamma (Lee)
- Protege las células epiteliales intestinales del daño al ADN que causa el cáncer (Burns)

Lactobacillus Rhamnosus
- Reduce la producción de TNF-a inflamatorio en el daño hepático inducido por el alcohol (Wang)
- Ayuda con el asma (Kim)
- Ayuda a prevenir la vaginosis bacteriana en mujeres con menopausia inducida quirúrgicamente (Parma)
- Reduce el IBS (Yoon)
- Reduce las molestias y el llanto en bebés prematuros (Partty)
- Administrado por vía nasal, previene infecciones virales respiratorias (Tomosada)
- Ayuda a tratar y prevenir las infecciones de MSRA (Sikorska)
- Protege el músculo colónico humano del daño inflamatorio inducido por el LPS (Ammoscato)
- Previene las infecciones respiratorias virales en bebés prematuros (Luoto)
- Suprime las enzimas que causan cáncer de colon (Verma)

Está claro, para aquellos que estudian el microbioma, que ninguna bacteria por si sola tiene el efecto necesario de preservar la salud en todos los ámbitos. De hecho, puede que ni siquiera existe un *conjunto* o *grupo* de bacterias que pueda hacer esto, sino más bien una *interacción* mucho más compleja *entre diferentes tipos de bacterias* que proporcionan beneficios, y la naturaleza exacta de cada bacteria puede ser menos importante que la relación *entre* ellas, sus interacciones sinérgicas. Lo que *sí* sabemos es que no tenemos ni idea.

¿Qué Hay de las Lombrices Parasitarias?

La Inmunología de Parásitos dice:

> "El sistema inmunológico humano ha sido moldeado por su relación con lombrices parasitarias y esto puede ser un requisito necesario para mantener nuestra salud inmunológica."[71]

Muchos tipos de lombrices parasitarias en realidad parecen tener un efecto beneficioso sobre el microbioma, contrario a años de pensamiento científico. Algunas lombrices en realidad disminuyen los procesos inflamatorios en el cuerpo. Según el protocolo GAPS,

> Cuando el microbioma está dañado, los parásitos son parte del equilibrio. Si se eliminan, volverán a crecer a medida que se necesiten en el ecosistema. Esto equivaldría a encontrar lombrices en la pila de abono podrido. Puedes pasar un día entero escogiéndolos y poniéndolos en un frasco de vidrio,

---

[71] https://www.ncbi.nlm.nih.gov/pmc/articles/PMC1618732/

pero sólo volverán a crecer a medida que sean necesarios en el ecosistema.⁷²

Se ha descubierto que los anquilostomas, tenias y los tricúridos reequilibran el microbioma bacteriano y ayudan a controlar la reacción exagerada del sistema inmunitario. Cuando el cuerpo está enfermo generalmente se encuentra una alta carga de helmintos (gusanos), pero la nueva pregunta, ¿es la causa de la enfermedad, o el intento de curarla por la flora y fauna intestinal del cuerpo? *Inmunología BMC* dice,

> "Los helmintos parasitarios han evolucionado junto con el sistema inmunológico de los mamíferos a lo largo de muchos milenios y, como tales, se han convertido en modulares notablemente eficaces para promover su propia supervivencia. Su capacidad de alterar y/o suprimir las respuestas inmunitarias podría ser beneficiosa para el huésped al ayudar a controlar las respuestas inflamatorias excesivas, y los modelos animales y los ensayos preclínicos han sugerido un efecto beneficioso de las infecciones por helmintos sobre las afecciones intestinales inflamatorias, la EM, el asma y la atopia. Por lo tanto, la terapia con helmintos ha sido sugerida como un posible método de tratamiento para los trastornos autoinmunes y otros trastornos inflamatorios en humanos."⁶³

Por favor no cometa el error de pensar que todos los gusanos son beneficiosos. La mayoría no lo son, pero lo más importante es que para que los gusanos sean

---

⁷² https://www.nourishingplot.com/2017/05/23/beneficial-worms-and-bacteria-for-a-healthy-microbiome/

beneficiosos deben existir en un equilibrio provechoso dentro del cuerpo y en su ubicación adecuada. Cualquier problema de sobrecarga, desequilibrio o localización es malo, incluso de los gusanos más beneficiosos.

La razón de tantas citas en esta sección es que se trata de un concepto tan nuevo en el pensamiento biológico, que es probable que los "parásitos" también sean necesarios para un intestino sano y el sistema inmunológico, ¡que permití que los expertos hablaran por sí mismos!

V. TIENES TRES CEREBROS[73]

Estamos acostumbrados a pensar en la materia gris dentro de nuestras cabezas como EL CEREBRO. De hecho, tienes *tres (o más)* cerebros, y dos de ellos interactúan para producir nuestras emociones y pensamientos. Los tres cerebros son el cerebro neurológico, el canal alimenticio (estómago e intestinos) y la médula espinal con sus nervios asociados. El canal alimenticio contiene el segundo mayor número de células nerviosas en el cuerpo, ¡justo después del cerebro! La médula espinal está compuesta completamente de células nerviosas y controla muchas funciones automáticas del cuerpo, además de coordinar las comunicaciones entre el canal alimenticio, el cerebro y todas las demás células nerviosas sensoriales y de control del cuerpo.

El intestino-cerebro y la cabeza-cerebro se comunican a través de señales eléctricas transportadas por el cerebro espinal y por señales químicas transportadas por la sangre. Muchas de estas sustancias químicas son generadas directa o indirectamente por bacterias en el intestino. Existe una fuerte evidencia de que la relación bacteria/cerebro es estrecha, donde muchas decisiones emocionales, e incluso algunas basadas en el riesgo, son realmente tomadas por la bacteria y comunicadas a todo el organismo a través de señales químicas.

---

[73] Muchas mujeres afirman que los hombres tienen un cuarto cerebro que utilizan para todo su pensamiento. Mientras que hay evidencia fuerte para esta coyuntura, es sólo un mito urbano.

Los antiguos refranes de "sigue tus instintos", "tengo un instinto", "mi intestino está nervioso" y muchos otros refranes como estos son, de hecho ciertos. Confiar en su intestino es confiar en su cerebro secundario y en las bacterias que juegan un papel en ese cerebro. La mayoría de estas bacterias envían señales de mantenimiento de vida que permiten que la persona que las porta evite el riesgo extremo. También existe una fuerte evidencia de que las interacciones bacteria-cerebro/cerebro-cabeza pueden jugar un papel en la depresión, el suicidio y la asunción de altos riesgos. Existe evidencia contundente de que las enfermedades degenerativas de la cabeza y el cerebro como el Alzheimer, pueden comenzar, o ser vistas por primera vez, en el intestino. También hay pruebas de que algunos parásitos del pasado pueden haber sido beneficiosos y han proporcionado protección contra una gran lista de enfermedades degenerativas, como la enfermedad de Crohn.

Hay incluso un nuevo campo de estudio para entender el intestino-cerebro. Esto se denomina neurogastroenterología. Michael Gersho, presidente del Departamento de Anatomía y Biología Celular del New York-Presbyterian Hospital/Centro Médico de la Universidad de Columbia, escribió un libro sobre el tema en 1998 llamado "The Second Brain" (Harper Collins). [74] En él, afirma que el cerebro humano masculino adulto, con un promedio de 1,5kg, tiene **86.000 millones** de neuronas y **85.000 millones** de células no neuronales.[75] Por el contrario, el sistema nervioso entérico en los seres humanos

---

[74] The Second Brain, ISBN-10: 0060930721, ISBN-13: 978-0060930721

[75] https://www.ncbi.nlm.nih.gov/pmc/articles/PMC2776484/

consiste en unos **500 millones** de neuronas (incluyendo los diversos tipos de células Dogiel), una doscientosava parte del número de neuronas del cerebro, y cinco veces más que los **100 millones** de neuronas en la médula espinal humana.[76]

Súper Cerebro (los 3 combinados)

Cerebro	86,000 millones	99.3%
Intestino	500 millones	0.6%
Columna Vertebral	100 millones	0.1%
Total	86,600 millones	100%

Como puede ver, el intestino contiene un 600% más de células nerviosas que la médula espinal, ¡pero la gente nunca piense que el intestino tiene cerebro! El intestino contiene más bacterias que las células nerviosas, así que ¿hay alguna manera de que estas bacterias no tengan un efecto sobre ellas? ¡Estas no son todas las células nerviosas de su cuerpo!

Las bacterias buenas le ayudarán a prosperar. Las bacterias malas se ayudarán a sí mismas a su costa, incluso hasta el punto de afectar sus pensamientos.

---

[76] https://en.wikipedia.org/wiki/Enteric_nervous_system

VI. AZÚCAR REFINADO Y JMAF

No quiero que este capítulo sea verdad. ¡Por favor que alguien demuestre que estoy equivocado! Por mucho que quiera equivocarme, la evidencia es lo que es. Por otra parte, hay gracias salvadoras que deben ser exploradas.

El azúcar refinado es dulce, dulce veneno. Antes de lo que pruebes por primera vez, tu cuerpo ya está preprogramado para quererlo. Como existe en la naturaleza, no tiene mucho de malo. Como azúcar refinada, nos burlamos de nosotros mismos y dañamos nuestros cuerpos. Además de la preprogramación, hay otros dos mecanismos que actúan sobre nosotros para hacer que el azúcar sea adictivo.

Comencemos con la definición de Azúcar Refinado frente Azúcar Crudo. Mucha gente compra azúcar cruda, pensando que no está refinada. Después de que el jugo es exprimido de la caña de azúcar, es clarificado, precipitado, concentrado y cristalizado hasta que todos los materiales no deseados hayan sido removidos. El resultado de todos estos procesos es lo que se denomina azúcar en bruto sin refinar. Supongo que todos los procesos mencionados no se consideran refinación. La diferencia entre la caña de azúcar y el azúcar sin refinar es el 80%[77] del material de la planta eliminado. El azúcar refinado elimina un 5% adicional, resultando en un producto químico concentrado que no existe naturalmente en la naturaleza, donde se ha eliminado el 85% del material vegetal, resultando en un producto final en el que sólo se conserva el 15% de la planta. [78]

---

[77] Yudkin, John,"Pure, White, and Deadly", ISBN 978-0-14-312518-1, page32
[78] "Pure, White, and Deadly", page 33.

El azúcar de mesa (azúcar refinada) también se llama sacarosa. La sacarosa es en realidad una mezcla 50/50 de dos azúcares, glucosa y fructosa. La fructosa se parece a la parte del azúcar que produce la mayoría de los efectos nocivos para los seres humanos. [79] El Jarabe de Maíz Alto en Fructosa (JMAF) y el Jarabe Alto en Fructosa (JAF- fabricado químicamente) son fructosa, ¡así que son 50% peores para usted que el azúcar de mesa! Tanto el JMAF como el JAF están prohibidos en Europa, pero no por ninguna razón relacionada con la salud. Los productores de remolacha azucarera convencieron a la ECU para que prohibiera estas sustancias por ser tan competitivas con sus productos.[80] Un punto adicional a considerar es que la mayoría (pero no todos) los edulcorantes no calóricos de alta intensidad (edulcorantes artificiales como Splenda®) ¡en realidad no son tan dañinos para usted como la fructosa!

El Rol del Azúcar en el Cuerpo

Ahora, hablemos de cómo se usa el azúcar en el cuerpo humano. En primer lugar, existe una confusión deliberada en la forma en que se utiliza la palabra azúcar. El azúcar es una familia de productos químicos con muchas subfamilias. El azúcar que su cuerpo quiere es glucosa. La glucosa no es ni remotamente similar en acción al azúcar de mesa, el cual, como ya hemos mencionado, está hecho tanto de glucosa como de fructosa. Ha habido muchos experimentos por muchas instituciones diferentes sobre los efectos del azúcar de mesa en los seres humanos.

Los resultados de estos experimentos han sido consistentes, por lo tanto me refiero a un experimento realizado por el

---

[79] "Pure, White, and Deadly", page 36
[80] "Pure, White, and Deadly", page 36

Dr. Yudkin en 19 hombres jóvenes. Una dieta enriquecida con azúcar produjo un aumento de los triglicéridos en la sangre de todos los sujetos después de 2 semanas. En seis de los sujetos, los cambios adicionales de alrededor de 5 libras de aumento de peso, un aumento de insulina en sangre, y un aumento en la pegajosidad de las plaquetas se observaron.[81] La buena noticia es que todos los cambios desaparecieron después de 2 semanas de regresar a la dieta normal del sujeto. Estos son resultados espantosos, pero lo peor está por venir.

Efectos del Azúcar en el Hígado y el Intestino

El hígado es la fábrica química del cuerpo. Toma productos químicos y produce lo que se necesita. También es el centro de procesamiento de desechos tóxicos del cuerpo. Absorbe, descompone y excreta muchas sustancias tóxicas. ¡Si algo va mal con el hígado, los resultados son para todo el cuerpo!

Cuando la fructosa entra en el hígado, él no sabe qué hacer con ella, por lo que genera grasa, que se almacena tanto en el torrente sanguíneo como en los tejidos del hígado. Esta grasa eleva los triglicéridos en la sangre, pero también hace que las *enzimas de la Alanina Aminotrasferasa (ALT)* aumenten en la sangre. Se utilizan para medir la función y el daño hepático al aumentar en cantidad cuando el daño tisular ocurre por cualquier razón. Cuando el hígado está dañado, libera ALT en el torrente sanguíneo como una especie de bandera roja. [82] Además, el aumento de células grasas le dice a las células del cuerpo que no quemen

---

[81] "Pure, White, and Deadly", Pages 111, 112
[82] www.webmd.com/digestive-disorders/alanine-aminotransferase-alt#1

ningún azúcar, ya sea convirtiéndolo en más grasa o excretándolo a través de los instintos, ¡porque el cuerpo está en modo de almacenamiento! Esto causa una pérdida de energía/resistencia y puede causar cambios en el estado de ánimo, junto con altos niveles de azúcar de 45 minutos seguidos por caídas de energía y antojos de azúcar. [83]

Usted puede *pensar* que no está comiendo azúcar pero, de hecho, el azúcar se ha escondido en casi todos los alimentos procesados, con la excepción de los alimentos sin azúcar añadido. También es frecuente en alimentos procesados bajos en grasa. Para tener una buena idea de cómo evitar el azúcar en su dieta, vea la película "That Sugar Film" Damon Gameau (2015).

Otro efecto dinámico del azúcar es en el revestimiento del estómago. Cito de "Pure, White and Deadly";

> "Sin embargo, grandes cantidades de azúcar, especialmente si se toma en forma concentrada con el estómago vacío, será un irritante. En efecto, se puede ver la irritación que ocurre si se coloca un gastroscopio en el estómago de alguien, lo que permite ver el revestimiento del estómago. Si ahora el sujeto traga una solución de azúcar moderadamente fuerte –el equivalente, digamos, de cuatro a cinco terrones en una taza de café- puede observar cómo la membrana mucosa se pone roja y se irrita a medida que el azúcar irritante llega a ella." [84]

---

[83] "That Sugar Film", staring Damon Gameau (2015)
[84] "Pure, White, and Deadly", page 170

Cambios en el Bioma Debido al Azúcar

Según el Departamento de Genética de la Universidad de Utah, "varios estudios han encontrado evidencia que relaciona la obesidad con el microbioma:

• Una dieta alta en grasa, azúcar y carbohidratos simples es mala para los microbios intestinales "sanos" que nos mantienen delgados, mientras que estimula el crecimiento de microbios "no sanos" que nos hacen obesos.
• Los individuos obesos albergan microbios que son mejores para extraer energía de los alimentos, así como microbios que indican al cuerpo que almacene energía en forma de grasa.
• Las bacterias trasplantadas de ratones con sobrepeso a ratones delgados hacen que los ratones delgados aumenten de peso."[85]

Cómo Cambian las Hormonas Debido al Azúcar

El azúcar puede tener un efecto significativo en ciertas sustancias químicas del cuerpo, una de estas es la hormona llamada insulina. La insulina es secretada por el páncreas para convertir las sustancias dietéticas en glucosa para que el cerebro y el corazón la usen. Sin embargo, demasiado azúcar puede causar estragos en los sistemas cuidadosamente equilibrados del cuerpo. He aquí una forma en la que puede afectarnos a nivel molecular:

> "Cuando la insulina aumenta, típicamente después de una comida alta en azúcar, esto puede llevar a

---

[85] Genetic Science Learning Center, "The Microbiome And Disease", http://learn.genetics.utah.edu/content/microbiome/ disease/

niveles más bajos de una proteína importante conocida como la globulina fijadora de hormonas sexuales (SHBG). La SHBG se une al exceso de estrógeno y testosterona en la sangre, pero cuando está baja, estos niveles hormonales aumentan. La insulina también aumenta la producción de testosterona, que luego es convertida en aún más estrógeno por el tejido graso del vientre". [86]

Este desequilibrio de la proporción de hormonas en el cuerpo que afectan nuestros estados de ánimo puede hacer que nos volvamos irritables, insomnes, y contribuir a la ansiedad. Lo mejor que podemos hacer es evitar los azúcares simples, como sacarosa y la fructosa, y concentrarnos en comer carbohidratos más complejos, fibra, proteínas y grasas buenas, que en realidad nos hacen *gastar* algo de energía para digerirlos de una manera que no hacen los azúcares simples.

"Además, asegúrese de incluir muchas verduras crucíferas en su dieta, como coles de Bruselas, broccoli, repollo, col rizada para mayor equilibrio hormonal". [76]

Eso proporciona mucha fibra para que su cuerpo trabaje y mantiene los azúcares simples al mínimo.

---

[86] https://www.womenshealthnetwork.com/hormonalimbalance/ hormonal-imbalance-caused-by-sugar.aspx

Identificación de Azúcares Ocultos en los Alimentos

La Academia de Ciencias de la Salud[87] ha identificado 65 nombres alternativos utilizados para el azúcar en la industria de alimentos procesados. Se presentan en el cuadro de la página siguiente. Si alguno de estos aparece en los primeros *cuatro* ingredientes de un empaque, ¡usted sabe que está obteniendo una carga intestinal de azúcar!

La excepción a esta regla es el "almidón", que puede o no ser azúcar pero, en todos los casos, *es* un carbohidrato que se convierte fácilmente en azúcar dentro del cuerpo. Por lo tanto, si usted ve "almidón rico", "almidón de maíz", o "almidón de papa", todos estos son almidones simples que se convierten fácilmente en azúcares.

*Néctar de agave	*Dextrosa	*Maltodextrina
*Jarabe de agave	*Diastasa	*Maltotroisa
*Azúcar barbados	*Malta diastática	*Maltosa
*Malta de cebada	*Maltol de etilo	*Manitol
*Azúcar de remolacha	*Jugo de caña evaporado	*Jarabe de arce
*Azúcar moreno	*Azúcares morenos de flujo libre	*Molasas
*Jarabe de mantequilla	*Fructosa	*Mascarada
*Cristales de caña	*Jugo de frutas	*Panocha
*Jugo de caña	*Jugo de frutas concentrado	*Azúcar en polvo
*Azúcar de caña	*Galactosa	*Azúcar en bruto
*Caramelo	*Glucosa	*Jarabe de refinería

---

[87] https://thehealthsciencesacademy.org/

- *Jarabe de algaroba
- *Azúcar de ricino
- *Jarabe de maíz
- *Edulcorante de maíz
- *Azúcar de confitero
- *Sólidos de jarabe de maíz
- *Fructosa crist.
- *Azúcar de datil
- *Jugo de caña desidratado
- *Azúcar demerara
- *Dextrano
- *Sólidos de glucosa
- *Jarabe de oro
- *Azúcar granulada
- *Azúcar de uva
- *Azúcar de maíz alto en fructosa
- *Miel
- *Azúcar glasé
- *Azúcar invertido
- *Lactosa
- *Malta
- *Jarabe de malta
- *Miel de arroz
- *Sorbitol
- *Jarabe de sorgo
- *Almidón
- *Sacarosa
- *Jarabe
- *Azúcar de mesa
- *Melaza
- *Azúcar tubinado
- *Azúcar amarillo

VII. MICROBIOMA HUMANO VS. FERTILIZANTES Y VENENOS

En gran medida, tratamos nuestro cuerpo como un jardín. Hay muchas referencias históricas al respecto, y son verdaderas. Constantemente agregamos fertilizantes y venenos a nuestro cuerpo que afectan los microorganismos que crean nuestra salud. Algunos de estos venenos son extraños, ya que son beneficiosos y dañinos al mismo tiempo. Un ejemplo es el azúcar. El azúcar es un conservante que mata ciertas bacterias; sin embargo, también es un fertilizante que mejora algunas bacterias. El problema no es el azúcar, sino cómo lo consumimos y las cantidades en que lo consumimos. En general, el azúcar blanco y el jarabe de maíz alto en fructosa mejoran los microorganismos que no son beneficiosos. La fructosa es especialmente perjudicial, como hemos mencionado anteriormente.

Cuando todo está en equilibrio, podemos ingerir una gran cantidad de veneno sin daños, pero cuando las cosas *no* están en equilibrio, y el equilibrio es hacia la perdida de la salud, entonces incluso los venenos menores, como las bellotas, pueden tener un efecto negativo.

¿Cómo funciona esto y qué podemos hacer al respecto? Hasta cierto punto, no podemos evitar muchos de los venenos sin una gran cantidad de trabajo y gasto. Los *alimentos manufacturados* contienen conservantes, que son venenos para las bacterias. La agricultura industrial utiliza *glifosato (Roundup®)*, que es un fuerte veneno para las bacterias beneficiosas. Muchos de nuestros alimentos, como tomates, papas, pimientos y berenjenas pertenecientes a la familia de las *Hierba mora* también contienen venenos menores.

Todo esto en conjunto no nos causaría daño usualmente, excepto que nuestros alimentos han sido industrializados y regulados en formas que causan daño al organismo humano. Por ejemplo, la mayor parte de la fibra dietética se ha eliminado de las dietas modernas del primer mundo. Cuando se combinan los venenos con la inanición de la bacteria beneficiosa en el intestino mediante la eliminación de la fibra, el efecto es fácil de entender. Lo extraño es que, incluso con una carga pesada de veneno, ¡todavía puede ser posible traer de vuelta las bacterias beneficiosas en tan poco como 24 horas! La manera de hacerlo es mediante la fertilización, utilizando el alimento preferido de las bacterias, la fibra dietética, a la vez que se eliminan los venenos más atroces.

Venenos Químicos en la Dieta

La industria alimentaria moderna ha "jugueteado" con nuestra comida hasta que parte de ella apenas es digna de ese nombre. La comida debe ser nutritiva y saludable, ¡pero ha sido llenada con tanto veneno y se le ha quitado tanto de su valor nutritivo que nosotros los humanos terminamos comiendo peor comida que nuestras propias mascotas! Esto ha dado lugar a la cultura de la obesidad, con la salud general declinando a un ritmo rápido, no solo debido al azúcar sino a otras sustancias que afectan a uno o más de los "cerebros" del cuerpo.

Sería mejor para todos los involucrados si todos supieran qué aditivos son los peores para el cuerpo y por qué. Para ese propósito, aquí hay una lista de productos químicos con los que nuestros alimentos han sido modificados:
• Glutamato Monosódico (GSM)— clasificado como una excitotoxina, causando lesiones cerebrales, obesidad y daño al hipótalamo[78]

- Edulcorantes artificiales (aspartame, sucralosa) excitotoxinas, efectan el sistema nervioso, alteran la flora intestinal, empeora el SII[88]
- Disruptor endocrino potencial de BHA y BHT. Tiene afecciones pulmonares, hepáticas, renales y tiroideas.[89]
- Nitrato de Sodio o Nitrito: se une a las aminas de la carne para causar cáncer. [90]
- Hormona de crecimiento bovina recombinante (rBGT): se relaciona con el cáncer, pubertad precoz, contiene factor de crecimiento similar a la insulina, posiblemente diabético.[91]
- Grasa-trans-carcinógeno sintético, función inmune disminuida, diabético, empeora la enfermedad cardíaca [92]
- Sabores y colores artificiales - se apoderan de la bolsa de químicos que pueden causar daño cerebral, cáncer, o afectar el microbioma.[84]
- Redondeo (glifosato): causa un desequilibrio de bacterias buenas y malas en el intestino, lo que lleva a que se presente síndrome intestinal con fugas y trastornos autoinmunitarios.[93]

---

[88] https://articles.mercola.com/sites/articles/archive/2013/ 12/30/ worst-food-ingredients.aspx

[89] https://www.scientificamerican.com/article/bha-and-bht-a-case-for-fresh/

[90] http://healthyeating.sfgate.com/sodium-nitrate-vs-sodium-nitrite-9064.html

[91] https://www.globalhealingcenter.com/natural-health/8-shocking-facts-bovine-growth-hormone/

[92] https://articles.mercola.com/sites/articles/archive/2013/ 12/30/worst-food-ingredients.aspx

[93] https://www.drperlmutter.com/pesticides-damage-microbiome/

Como puede ver, los aditivos pueden hacer que el cuerpo se desequilibre al desafiar al microbioma y comprometer el cerebro del cuerpo. Puede ser necesaria una nueva legislación para devolver a nuestras industrias alimentarias a un lugar de valor y equilibrio nutricional.

Bacterias Intestinales: ¿Amigas O Enemigas?

¡Una de las cosas que temo es que la gente lea este libro y se vaya con la idea equivocada de que todas las bacterias son buenas para el organismo! Eso sería un error fatal. Hay una razón por la que los antibióticos han traído una ventaja a la salud humana y animal y esa razón es que hay más cosas por ahí que le matarán que aquellas que mejorarán su vida.

Saber la diferencia entre lo bueno y lo malo es de lo que se trata toda la investigación. La realidad es que los tratamientos microbianos se remontan a miles de años atrás con la antigua Medicina Tradicional China, pero todavía no tenemos ni idea de lo que estamos haciendo.

La modificación humana del bioma, utilizando métodos científicos y una compresión real de lo que estamos haciendo, está incompleta. Este campo de estudio será uno de los más importantes, fructíferos y que mejorará la vida en los próximos 100 años, pero estamos solo en el comienzo.

Dicho esto, hay formas seguras de modificar el bioma. La fibra dietética, junto con el plan general presentado en este libro, dará al cuerpo la información necesaria para modificar el bioma por sí mismo.

VIII. ALIMENTOS ESPECIALES MÁS ALLÁ DE LA FIBRA

¿Cuál sería su opinión si le dijera que hay alimentos especiales que pueden ayudar a su intestino y a su salud en general? No creo que lo sorprenda. Por supuesto, la opinión general es que cualquier cosa lo suficientemente fuerte para mejorar la salud también podría dañarla a través de los efectos secundarios. Si *entonces* les dijera que este alimento era tan nutritivo como la avena y tan seguro que, en un tiempo, era un alimento tradicional que se daba a los bebés para ayudarles a destetar de la leche materna ¿Me creerías? ¿No? Deberías. Nuestras dietas modernas son tan procesadas que hemos olvidado mucho de nuestros alimentos tradicionales. Al igual que la fibra dietética.

Olmo Resbaladizo

El alimento del que estoy hablando es Olmo Resbaladizo. Usted puede conocerlo como algo que toma cuando tiene un resfriado. Es un poderoso ingrediente herbal, pero también es un alimento nutritivo. La forma específica del Olmo Resbaladizo sobre la que estoy escribiendo es Ulmus rubra; U. fulva de la familia de las *Ulmaceae.*

He aquí un extracto del libro, "School of Natural Healing, 25th Anniversary Edition" por el Dr. John R. Christopher:

"También es maravilloso para las personas de edad avanzada o convalecencia; posee tanta nutrición como la avena, aunque es mucho más fácil de digerir para el sistema, y es un alimento excelente para el sustento." El libro continua describiéndolo como un "remedio en todos los casos de debilidad, dolencias pulmonares, inflamación estomacal, hemorragia pulmonar, absorción de gases nocivos y neutralización de acidez estomacal".»[94]

Puedes hacer esta maravillosa comida para ti. Es muy fácil.

Miel

Hay otro ingrediente que se utiliza para hacer lo que llamamos "Bolas de Olmo Resbaladizo", y es la miel. Esta tiene un lado bueno y uno malo. En este caso, el lado bueno pesa más que el malo, ya que se está utilizando para un propósito específico, no en exceso, o simplemente como un edulcorante. La miel se compone de monosacáridos; específicamente, los mismos azúcares que se encuentran en el azúcar de mesa, la fructosa y a glucosa. La miel puede o no contener otros azúcares. Mientras que la glucosa agrega calorías, es fácilmente asimilada y quemada por el cuerpo. La fructosa es la hermana mala. En este caso, la ignoraremos porque la miel tiene otras propiedades que queremos y ¡*que* compensan la fructosa!

Advertencia: Los bebés *nunca* deben comer miel. Puede matarlos.[95] Nunca recoja la miel usted mismo porque, dependiendo de las plantas usadas por las abejas, la miel podría causar algo llamado la Intoxicación Loca de la miel, que puede matarle.[96] El consumo excesivo de miel puede causar serios problemas médicos y *también* puede matarlo. En esta receta *no* usaremos lo suficiente para causar problemas.

---

[94] School of Natural Healing, ISBN 1-879436-01-9, Page 366

[95] https://en.wikipedia.org/wiki/Honey

[96] https://en.wikipedia.org/wiki/Honey

Los beneficios de la miel son más difíciles de entender. Ha sido usada para propósitos médicos durante miles de años (mencionada como medicina en el Antiguo Egipto) y cualquier cosa que haya sido comprobada por la prueba del tiempo debe tener beneficios o la gente no lo haría. Esto, por supuesto, no es científico. Desde un punto de vista científico, se ha comprobado que la miel mata los patógenos transmitidos por los alimentos, tales como E. coli, Salmonella, Staphylococcus aureus y Pseudomonas aeruginosa.[97] No se ha *demostrado científicamente* que la miel tenga el mismo efecto después de comer, pero creo que la razón principal es que nadie ha buscado.

También debe entender que existe la miel *medicinal*, que se utiliza para el cuidado de las heridas, y hay otras mieles que son utilizadas por los herbolarios para varias dolencias. En este caso, utilizan mieles específicas recolectadas de plantas particulares y no miel genérica o mezclada. Usaremos la miel genérica, ya que contiene todas las propiedades de preservación, viscosidad, tácticas, dulzura y sabor que queremos para este proyecto. Personalmente, mi opinión es que, cuando se usa correctamente y con moderación, la miel es beneficiosa.

Advertencia: Gran parte de la miel que se vende en los Estados Unidos y en otros lugares es falsa. *No* es miel en absoluto, sino jarabe con sabor a miel. Este jarabe no solo es falso sino *dañino.* Tenga en cuenta que la miel muy barata, y por desgracia, algunas mieles *costosas*, pueden no ser reales o una mezcla de falsa y real. Tenga cuidado.

---

[97] http://www.webmd.com/diet/features/medicinal-uses-of-honey

Hay mucho más que saber acerca de los beneficios y desventajas de la miel. Este libro sólo trata de lo que se necesita para el tema específico bajo discusión. Le remito a Internet y a libros de alta calidad sobre el tema para obtener información adicional.

Bolas de Miel de Olmo Resbaladizo

Mi amiga Eileen Mcaliney me recordó a Olmo Resbaladizo, quien me dio un regalo de Bolas de Miel de Olmo Resbaladizo hechas en casa. No solo funcionan, sino que saben *bien*. No tuve ningún problema en conseguir que un pariente mayor comiera una todos los días. De lo contrario, *nunca* las habría comido ni tomado las cápsulas. Eileen le da crédito a Susan Weed (www.susanweed.com & www.wisewomanuniversity.com) por la información sobre esta preparación a base de hierbas. Ver https://m.youtube.com/watch?v=51Bi_6lfla8 para un video sobre Olmo Resbaladizo.

Esta es la receta que Eileen usó para hacer las bolas que me dio:
1) Ponga 1 libra de polvo de corteza de olmo resbaladizo en un tazón.
2) Añadir una cantidad igual en peso de miel y amasar hasta obtener una pasta espesa similar a la masa para pasteles. Si desea hacer una pequeña cantidad, use partes iguales de olmo resbaladizo y miel por peso.
3) Enrollar la pasta en pequeñas bolas de alrededor de 1 pulgada de diámetro.
4) Enrollar las bolas en polvo de olmo seco y resbaladizo, para que no se peguen, y encajonar.

Eileen le da crédito a Mónica Jean por la receta. Video en https://www.youtube.com/watch?v=3XDuFprnEVc&t=7s

IX. RECAPITULACIÓN SOBRE FIBRA

1. La fibra dietética es crítica para el soporte del microbioma sano del intestino.

2. El microbioma del intestino crea muchas hormonas valiosas, puede afectar los pensamientos y los antojos de comida, y es una parte importante del sistema inmunológico. El intestino contiene uno de los tres cerebros de un humano, ¡y todos se comunican entre sí!

3. Las sustancias químicas comunes, como el glifosato (RoundUp®[98]), pueden dañar el buen microbioma del intestino. Estos productos químicos se encuentran en casi todos los alimentos no orgánicos.

4. Nitratos/Nitritos son conservantes de alimentos comunes usados en carnes procesadas que también pueden dañar un buen microbioma.

5. Algunos alimentos comunes, como el azúcar de mesa, los jugos de frutas y el jarabe de maíz con alto contenido de fructosa, apoyan el crecimiento de bacterias malas en el intestino, lo cual desequilibra el microbioma sano.

6. En general, los alimentos y los productos químicos ayudan tanto a las bacterias buenas como a las malas, pero por lo general no ayudan a ambas. Lo mismo ocurre con los alimentos y los productos químicos que dañan a las bacterias buenas o malas, pero que no dañan a ambas.

7. La manera más segura de reconstruir un microbioma dañado es comer por lo menos 35 gramos de fibra dietética mezclada por día, para un adulto. Esta fibra realza las bacterias buenas, que luego pueden desplazar a las bacterias malas. También puede tomar probióticos de alta

---

[98] ROUNDUP® es una marca registrada por Monsanto Company, Saint Louis, MO, 63167.

calidad o visitar a un médico apropiado, quien puede aplicar las bacterias intestinales más directamente.

8. Hay bacterias buenas y malas. El problema más común es el del desequilibrio. El desequilibrio puede causar que bacterias que normalmente no serían dañinas actúen de manera dañina. Generalmente, el desequilibrio y la falta de biodiversidad es el verdadero problema con el microbioma del intestino.

9. Lo más importante que debe saber es que usted puede corregir un desequilibrio del microbioma del intestino. Esto se hace evitando ciertos químicos, como el glifosato, los conservantes y el azúcar, mientras se comen probióticos, alimentos fermentados vivos y suficiente fibra dietética mezclada para alimentar a las bacterias buenas.

10. Incluso si usted no puede comer alimentos "limpios", puede comer fibra dietética y animar a las bacterias "buenas" a multiplicarse y desplazar a las bacterias "malas".

Muchos de estos problemas surgieron porque los países desarrollados modernos eliminan la fibra dietéctica de los alimentos procesados, luego eliminaron las grasas buenas y las reemplazaron por azúcares malos. También sustituyeron las grasas buenas y equilibradas por grasas de baja calidad y malas que están desequilibradas.

¿Cómo podríamos estar sanos cuando eliminamos la fibra que nos mantenía sanos y luego añadimos venenos? No se equivoque; cualquier cosa que sea un veneno para nuestro microbioma es un veneno para nosotros.

X. MATERIAL EXTRA

Mother Dirt

Me enteré del microbioma de la piel en un libro que hablaba de un producto de una compañía llamada Mother Dirt[99]. Esto encaja perfectamente con mi sed de conocimiento sobre el microbioma de todo el cuerpo. También encaja con algunas de mis experiencias pasadas. Una vez conocí a una doctora en Bulgaria. Era doctora en cosmetología. Le dije que no entendía su título porque una cosmetóloga era un título en los Estados Unidos, pero era alguien que vendía cosméticos. Ella se sorprendió y continuó explicando lo que hacía. Su profesión es un médico que diagnostica a un paciente mirándolo. Ella es específicamente cuidadosa al examinar la piel porque "todos los problemas del cuerpo se exhiben en la piel". Lo que ella hace es similar a lo que hace un médico de familia en los Estados Unidos pero, debido a que no tienen todo el equipo de diagnóstico de lujo, utilizan un paradigma diferente.

Esto me hizo pensar, si el exterior refleja el interior, ¿entonces el exterior *afecta* el interior? ¿Es una calle de doble sentido? ¿Puede la mejora de la salud de nuestra piel afectar nuestra salud interna? Esto aún está por demostrarse, pero me sorprendería si no fuera cierto.

Esta experiencia me hizo entender instantáneamente la importancia del microbioma de la piel y lo que la compañía Mother Dirt está tratando de hacer, que es nada menos que corregir el microbioma de la piel con aplicación directa de

---

[99] MOTHERDIRT es una marca registrada por AOBIOME.

una bacteria específica que hace que la piel sea un lugar mucho más saludable (y hermoso) para que las bacterias benéficas crezcan, mientras que suprime las bacterias malas desequilibradas.

Compre una botella del producto Mother Dirt producto "AO+MIST" y quedé tan impresionado que compré una suscripción por 1 botella cada 3 meses. A medida que continué usando el producto y vi los beneficios por mí mismo, amplié el uso del producto y cambié mi suscripción de 1 botella cada 3 meses a 1 botella cada 2 meses. Puedo ver incluso que eso cambiará en el futuro.

Aquí está la información de la etiqueta de la botella:

> INGREDIENTES: Agua, Nitrosomonas Eutropha (bacteria viva, cultivada, Oxidante de Amoníaco), fosfato disódico, cloruro de magnesio (sales naturales). PARA USO TÓPICO SOLAMENTE.

Continúan con una explicación del producto:

> Formulado para ser compatible con el microbioma natural de la piel. Obtenga más información en biomefriendly.com.
> Preguntas: hello@motherdirt.com

Su sitio web es www.motherdirt.com

GrainFields

Hay muchas marcas de probióticos en el mercado. Siento que, en un momento u otro, los he comprado todos. Muy pocos parecen tener algún efecto detectable en mí. Los caros tuvieron el mismo efecto que los baratos; nada.

Mientras visitaba a mi distribuidor en Brooklyn, me entregaron una botella de líquido probiótico Grainfields. Lo importan de Australia. No esperaba mucho, pero en realidad tenía un beneficio notable. Cuando se lo di a parientes ancianos, tuvo un efecto beneficioso pronunciado. Aunque no he usado probióticos diariamente, ahora tengo un favorito y es Grainfields.

Grainfields está hecho de una mezcla de malta, avena, maíz, arroz, trigo, mijo, alforfón. No me gusta usar granos que contienen gluten, pero me dijeron extraoficialmente que el gluten es digerido por las bacterias y que calificaría como libre de gluten, si pudieran pagar los costos de hacer esa reclamación legal. Soy intolerante al gluten y no he tenido ningún problema en el uso del producto. Sin embargo, el comprador debe tener cuidado. Decida usted mismo o pregunte a su médico.

Las bacterias que utiliza Grainfields para fabricar sus productos están certificadas como orgánicas, no modificadas genéticamente y no transgénicas. Afirman que todas las cepas utilizadas están presentes en un sistema digestivo humano sano y, por lo tanto, son buenas para cualquier persona a la que le falten estas cepas. Las cepas utilizadas son:

- Lactobacillus Acidophilus
- Bifidus (Bifidobacterium)

- Lactobacillus casi
- Lactobacillus helveticus
- Lactobacillus bulgaricus
- Lactobacillus leichmannii
- Lactobacillus caucasicus
- Lactobacillus lactis
- Lactobacillus fermenti
- Lactobacillus brevis
- Lactobacillus plantarum
- Lactobacillus delbreukii

con cepas sanas de levadura:
- Saccharomyces boulardi
- Saccharomyces cerevisiae.

Una de las razones por las que creo que algunos de los probióticos que he usado en el pasado no han tenido efecto es porque el ácido estomacal probablemente mató a las bacterias antes de que pudieran funcionar. Las levaduras utilizadas en este producto han demostrado ser resistentes a los ácidos y se sabe que proporcionan enzimas beneficiosas y vitaminas del grupo B como subproducto, además de su capacidad para matar la Candida. Las infecciones por cándida pueden ser comunes.

www.grainfieldsusa.com
Grainfields USA LLC /The Essence of Life®
451 6th Ave. Brooklyn, NY. 11215
Grainfields@icloud.com O r.grainfieldsusa@gmail.com
Teléfono:1-718-788-8783   Móvil: 347-236-6334

Se aceptan consultas sobre ventas al por mayor ~ Rebecca Grainfields

LIBROS DE FIBRA DIETÉTICA EN MI BIBLIOTECA

Los siguientes libros sobre la fibra dietética están en mi biblioteca personal y han influido considerablemente en la escritura de este libro. Algunos de estos libros pueden estar agotados y solo están disponibles en las bibliotecas.

Estos no son todos los libros en mi biblioteca sobre el tema de la fibra dietética. Es posible que alguno de los libros no parezcan ser sobre fibra en lo absoluto, pero tampoco están relacionados con el tema en cuestión. Los libros no están listados en ningún orden. Encontré que todos valen la pena y recomiendo su lectura.

Atkins, Michael," Good Gut", 2015. ISBN 9781522942368

Axe, Dr. Josh, 'Eat Dirt', 2016. ISBN: 978-0-06-243364-0

Brumback, Roger A., MD; Brumback, Mary H.. BS, Rph, "The Dietary Fiber Weight Control Handbook" 1989. ISBN: 1-4196-3594-8

Campbell, Kristina, "The Well-Fed Microbiome Cookbook", 2016. ISBN: 978-1-62315-736-4

Chutkan, Robynne, "The Microbiome Solution", 2015. ISBN: 978-0-399-57350-7

Collen, Alanna, "10% Human," 2015. ISBN: 978-0-06-134598-1

Curtis, Sky, "The Fecal Transplant Guidebook", 2013. ISBN-13: 9780991952021

Elkins, Rita, M.H., "Fiber Facts", 1999. ISBN: 1-58054-068-6

Farris, Russel; Marin, Per, M.D., PhD., "The Potbelly Syndrome", 2006. ISBN-13: 978-1-59120-058-1

Kellman, Raphael, MD, "The Microbiome Diet", 2014. ISBN: 978-0-7382-1820-5

Kritchevsky, David & Bonfield, Charles, Editors, "Dietary Fiber in Health and Disease",1995. ISBN: 0-9624407-6-0

Kritchevsky, David; Bonfield, Charles; and Anderson, James W., Editors, "Dietary Fiber Chemistry, Physiology and Health Effects," 1990. ISBN: 0-306-43310-9

Lorenzani, Shirley S., Ph.D., "Dietary Fiber," 1988. ISBN: 0-87983-479-X

Madar, Zecharia, and Odes, H. Selwyn, "Progress in Biochemical Pharmacology Volume 24 – Dietary Fiber Research", 1990. ISBN: 3-8055-5043-X

Matthews, Richard, DC, DACNB, FACFN, "The Symbiont Factor," 2014. ISBN: 9781500553944

Nozawa, Yashi, "Fecal Transplant Early History of FMT," 2015. ISBN-13: 978-1507834633

Prosky, Leon, and Devries, Jonathan, "Controlling Dietary Fiber In Food Products", 1992. ISBN: 0-442-00239-4

Spiller, Gene A., Ed., "CRC Handbook Of Dietary Fiber in Human Nutrition 3rd Edition", 2001. ISBN: 0-8493-2387-8

Vaccariello, Liz / Rodale Press, "Prevention Fiber Up Slim Down Cookbook", 2008. ISBN-13: 978-1594868016

Velasquez-Manoff, Moises, "An Epidemic of Absence," 2012. ISBN: 978-1-4391-9938-1

Vahouny, George V., and Kritchevsky, David, "Dietary Fiber in Health and Disease,"1982. ISBN: 0-306-40926-7

Walker, Norman W., D.Sc., Ph.D., "Colon Health", 1995 ISBN: 0-89019-069-0

Yudkin, John, "Pure, White and Deadly," 1986. ISBN: 978-0-14-312518-1

Otros Libros que Estoy Leyendo

Esta es una lista de algunos de los libros que estoy leyendo en este momento. Disfruto leyendo y decidí compartir algunos de los títulos que pensé que te podrían interesar. Esto no es un endoso de los libros, sus contenidos o autores. Es sólo una lista de lo que realmente estoy leyendo. Todos estos libros están disponibles en amazon.com y otras librerías.

"Vitamin K2 and the Calcium Paradox"
Kate Rheaume-Bleue, B.Sc., N.D.
Extracto de la contraportada:
¿Está tomando calcio o vitamina D? ¡Este libro podría salvarle la vida!
Aprenda el secreto para evitar la osteoporosis y las enfermedades del corazón. Millones de personas toman suplementos de vitamina D y calcio para la salud de los huesos. Pero una nueva investigación muestra que esto en realidad aumenta el riesgo de un ataque cardíaco y

apoplejía debido a que el calcio extra se acumula en las arterias- La Paradoja del Calcio. El secreto para mantener los huesos fuertes y las arterias claras es la vitamina K2, un súper nutriente poco conocido que los humanos algunas vez consumieron en abundancia y que ha sido ignorado por los científicos durante casi 70 años.

"The Magnesium Miracle"
Carolyn Dean, M.D., N.D.
Extracto de la contraportada:
El magnesio es un nutriente esencial, indispensable para su salud y bienestar. Al agregar este mineral a su dieta, usted se está protegiendo contra- y ayudando a aliviar – amenazas tales como enfermedades cardíacas, apoplejía, osteoporosis, diabetes, depresión, artritis y asma. Pero a pesar de los numerosos beneficios del magnesio, muchos estadounidenses siguen siendo peligrosamente deficientes.

"The Big Fat Surprise"
Nina Teicholz
Extracto de la cubierta:
En esta cautivadora, vibrante y convincente narrativa, basada en una investigación de nueve años de duración, Teicholz muestra cómo la desinformación sobre las grasas saturadas se arraigó en la comunidad científica y en la imaginación del público, y cómo los hallazgos recientes han derribado estas creencias.

GLOSARIO [100] [101] [102]

<u>A</u>
Acetato— derivado del ácido acético. Utilizado como contra-irritante y reactivo en reacciones químicas.
Ácido fítico— la principal forma de almacenamiento de fósforo en el salvado, las semillas, los cereales y los granos.
ADA (LAD)— La Ley de Americanos con Discapacidades regula el cumplimiento de las leyes que protegen a los discapacitados.
ADN— material genético que actúa como plano para la reproducción de una célula.
AGCC-- Ácidos Grasos de Cadena Corta— ácidos grasos con 2-6 átomos de carbono. También llamados "ácidos grasos volátiles"
Agentes antimicrobianos— cualquier sustancia que pueda destruir o prevenir la diseminación de microbios.
Alimentario— sistema orgánico que incluye la boca, el esófago, el estómago, los intestinos y el ano, utilizado para digerir los alimentos y eliminar los desechos del cuerpo.
Almidón resistente— R1, R2, R3 es fermentado por la microbiota intestinal, que produce ácidos grasos de cadena corta.
Amilosa— cadena de polisacáridos que se encuentra en algunos almidones.
Anafiláctica— reacción aguda y poco saludable a una sustancia que se encontró previamente. Las reacciones pueden variar desde mera comezón hasta shock y muerte.
Apnea—ausencia de respiración, especialmente durante el sueño.

---

[100] Courtesy of http://www.online-medical-dictionary.org/
[101] Courtesy of medical-dictionary.thefreedictionary.com/
[102] Courtesy of en.wikipedia.org/wiki/

ARN— un polímero requerido para codificar, decodificar, regular y expresar genes en la célula.

Aspartamo—edulcorante artificial, irrita el sistema nervioso y el revestimiento del estómago, altera la flora intestinal.

ATP—un neurotransmisor, también una molécula de transferencia de energía en la célula.

Aterosclerosis—llamada "endurecimiento de las arterias" por depósitos de grasa en las paredes de los vasos sanguíneos.

Autoinmune—El sistema inmunológico del cuerpo comienza a atacar los tejidos del cuerpo sin ninguna razón discernible.

B

Bacterias—organismos unicelulares, pueden ser beneficiosos o malignos para el cuerpo humano.

Bacilos coagulantes— una bacteria beneficiosa que se encuentra en el intestino y que rara vez es patógena, ayuda a la digestión de los alimentos.

BHA/BHT— aditivo alimentario que es un agente perturbador endocrino.

Bifidobacterium-- bacterias benéficas infantiles, animales, breves, bifidum - encontradas en el intestino, ayuda con la digestión de los alimentos.

Bilis—creada por el hígado, ayuda a la digestión de las grasas del duodeno.

Biomarcador—algo biológico utilizado para identificar o medir su presencia en otra sustancia.

Butirato—un ácido graso de cadena corta utilizado en extractos y perfumes saborizantes.

C

Cándida— hongo similar a la levadura que normalmente se encuentra en el tubo digestivo, pero puede crecer demasiado y causar problemas.

Carbohidratos— una combinación de carbono, hidrógeno y oxígeno; una fuente de energía alimenticia para el cuerpo, como azúcares y almidones. Puede transformarse en grasas en grandes cantidades. Los polisacáridos también son carbohidratos.

Cardiovascular— se refiere al corazón y sus vasos sanguíneos.

Célula dendrítica— una rama de una célula nerviosa que transporta impulsos a otro lugar.

Célula T— un tipo de glóbulo blanco que ayuda a la inmunidad mediada por células.

Celulosa— Carbohidratos que forman las estructuras de las plantas. Polisacárido. Fibra dietética.

Citoplasma— Sustancia similar al gel dentro de las paredes celulares, también llamada protoplasma. Contiene organelos como mitocondrias.

Colesterol— que se encuentra en las grasas y aceites animales y que constituye la mayor parte de las paredes celulares del cuerpo, puede crear cálculos. Generalmente creado por el hígado del cuerpo.

Colonocitos— la célula más interna del revestimiento del intestino grueso.

Clostridium difficile— bacterias que se encuentran en las heces humanas. Puede causar enfermedad si infecta otros órganos o en caso de sobrecrecimiento.

Colon— el intestino grueso del canal alimenticio humano. Ayuda en la digestión y la reabsorción de agua de las heces.

Colitis— inflamación del intestino grueso debido a infección o crecimiento excesivo de bacterias. Puede causar diarrea, calambres y dolor.

Contrabiótico— bloquea la adherencia de la mucosa y la reubicación de bacterias malas en el colon y puede disminuir la inflamación intestinal,
Conservantes— químicos que alargan la vida útil de los productos evitando la descomposición de sus componentes.
Crestas-- pliegues en la pared interna de las mitocondrias.

D

Diabetes gestacional— diabetes tipo II que ocurre debido al embarazo; puede ser temporal.
Diverticulitis— inflamación de una bolsa en el intestino (divertículo) que puede causar dolor y ruptura si se llena de heces.
Disacáridos— azúcar creada por dos monosacáridos, como la lactosa o la sacarosa.
Disbiosis— bioma poco saludable y desequilibrado, como cuando se usan antibióticos.

E

Endógena— producida internamente por un organismo, tejido o célula.
Enfermedad de Crohn— forma de inflamación crónica que afecta al intestino delgado distal y al intestino grueso completo, con úlceras, estrechamiento del paso y síntomas similares a los de la gripe.
Enterocolitis necrosante— inflamación grave del intestino grueso y del intestino delgado que lleva a la muerte del tejido.
Enzima— un compuesto que sirve para iniciar una reacción bioquímica.
Enzima de Alanina Aminotransferasa (ALT)— una enzima que convierte el aminoácido L-alanina en L-glutamano.

Estreñimiento— incapacidad para evacuar las heces debido a la baja motilidad u obstrucción del intestino grueso, el colon sigmoide y el recto.

F
Fauna— vida animal, incluye microbios.
Fibra, insoluble en agua— fibra que no se disuelve en agua y mantiene sus propiedades originales.
Fibra, soluble en agua— fibra que se disuelve en agua y se vuelve gelatinosa.
Fibromialgia— trastorno inflamatorio de los tejidos nerviosos y musculares que causa dolor y rigidez.
Flatulencia— subproductos gaseosos de la digestión, emitidos por el ano.
Flora— vida vegetal, incluyendo hongos y levadura.
Forraje—fibra insoluble en agua.
Fructanos— polímero de moléculas de fructosa.
Fructo-oligosacárodos— fructano con una cadena de longitud corta.
Fuga Intestinal— una condición de mayor permeabilidad (fuga) de la pared intestinal, que causa inflamación en todo el cuerpo.
Fungicida— una sustancia que mata hongos o esporas de hongos.

G
Gastrointestinal— relacionado con el estómago y el tracto intestinal.
Gelatina— una solución de fibra soluble y agua.
Glifosato—RoundUp, un pesticida que puede alterar el microbioma intestinal, que se encuentra en las plantas.
Glucosa— única azúcar, utilizada como combustible para todos los tejidos del cuerpo.
Glucósido— componente vegetal de un fármaco o veneno
GMS— un agente saborizante, también una neurotoxina.

Goodbelly— una bebida probiótica que contiene Lactobacillus plantaran.
Grainfields— suplemento probiótico, proporciona levadura para el crecimiento microbiano.

H
Heces— desechos del cuerpo, compuestos de microbios muertos, fibra, alimentos no digeridos, células muertas.
Helmintos— gusanos. Algunos, como los anquilostomas, los gusanos solitarios y los tricocéfalos, pueden ser beneficiosos para el bioma intestinal. Otros son parásitos.
Hemicelulosa— polisacáridos que forman las paredes celulares de las plantas.
Herbicidas— sustancias químicas que matan a las plantas.
Herbívoros— animales que comen plantas.
Hexosa— Azúcares simples que contienen seis átomos de carbono, como glucosa y fructosa.
Hiperglucemia— Nivel de azúcar en la sangre elevado que generalmente se encuentra en la diabetes mellitus
Hipertensión— presión arterial elevada persistentemente, generalmente por encima de 140/100.

I
IMC—Índice de Masa Corporal—una medida de la grasa corporal basada en la estatura y el peso.
Infarto de microcardio— comúnmente conocido como "ataque cardíaco"; daño causado al corazón por la obstrucción de un vaso sanguíneo.
Inflamación---- respuesta inmune del cuerpo a los organismos atacantes. El enrojecimiento, el calor, el dolor y la picazón pueden ser parte de la respuesta.
Inflamación inducida por LPS— los lipopolisacáridos que se encuentran en el tabaco y algunos polvos pueden causar inflamación y daño en el sistema respiratorio.

Inmunoglobulina E— Anticuerpo que se encuentra en mamíferos, combate los parásitos.
Inmunomodulador— sustancias naturales y no alérgicas que apoyan al sistema inmunológico.
Inositol— azúcar con alcohol múltiple
Inulina— un carbohidrato natural que almacena azúcar en el cuerpo.
Isoflavonas— también llamadas fitoestrógenos. Sustancia similar al estrágeno que se encuentra en las plantas.

J
JAF— un dulce con alto contenido calórico como el JMAF.
JMAF— Jarabe de Maíz de alta Fructosa. Contiene polímeros de glucosa y fructosa. Un edulcorante alto en calorías

K
Kombucha— Bebida de té negro o verde ligeramente carbonatada, fermentada. Producida por la fermentación del té utilizando bacterias y levaduras beneficiosas

L
Lactobacillus-- plantarum, acidophilus, rhamnosus, paracasei, casei, fermentum - una forma de bacteria que convierte el azúcar en ácido láctico en el intestino.
Lactulosa— Azúcar no absorbible utilizado para el estreñimiento y para tratar la toxicidad hepática
Laparoscopia— examen del interior del abdomen mediante un dispositivo de visualización delgado llamado laparoscopio.
Leucositos— células del sistema inmunitario que protegen contra enfermedades y parásitos.
Lignano— uno de los fitoestrógenos que también actúa como antioxidante... generalmente se encuentra en nueces,

semillas, granos, algunos frijoles y frutas, y verduras crucíferas.

M

Microbioma— la flora y fauna de un sistema en particular; en este caso, el intestino de un ser humano.
Microbios— un organismo microscópico, puede ser unicelular o una colonia.
Monomérico— de un solo nombre.
Monosacáridos— azúcares simples, la mayoría de los carbohidratos básicos. Se utiliza para construir azúcares más complejos. La glucosa, la fructosa y la galactosa son azúcares simples.
Mucosa— membrana mucosa que recubre la nariz, la boca, los ojos y los genitales.

N

Navaja de Occam—Teoría de que "la explicación más simple suele ser la mejor"
Neurogastroenterología— estudio de las interacciones del cerebro, el sistema nervioso y el intestino.
Neurológico— relativo al sistema nervioso.
Neuronas— células del sistema nervioso que transmiten impulsos eléctricos por todo el cuerpo.
Nitrato/nitrito de sodio— Conservante de alimentos que causa cáncer.

O

Obesidad— exceso de grasa corporal que puede tener un efecto adverso en la salud según lo determine el IMC.
OGM— Organismo Genéticamente Modificado.
Oligosacáridos— un polímero de azúcar que contiene un pequeño número de azúcares simples.
Olmo resbaladizo— la corteza interna "resbaladiza" del árbol se utiliza como fibra para regular los intestinos.

P

Patógeno— perjudicial para la salud.

Pectina— un polisacárido estructural que se encuentra en las paredes celulares de las plantas. Una fibra dietética.

Pentosa— azúcar que contiene 5 átomos de carbono, como la ribosa y la xilosa.

Pesticidas— sustancias químicas que matan a las "plagas", como malezas, insectos, gusanos, ratas, ratones, microbios, etc.

Plaquetas— una célula sanguínea que detiene el sangrado mediante la coagulación de las paredes de los vasos sanguíneos lesionados.

Polidextrosa— polímero sintético de glucosa; una fibra soluble.

Polímero— una molécula grande compuesta de muchas subunidades que se repiten y se unen para crear cosas como plásticos y resinas.

Polisacáridos—a un carbohidrato compuesto de largas cadenas de azúcares simples.

Poliándrico— un polisacárido compuesto de moléculas de ácido urónico que puede tener o no otros azúcares simples.

Prebiótico— sustancias que promueven el crecimiento o la actividad de microbios benéficos.

Probióticos— sondas que afirman proporcionar beneficios para la salud.

Propionato— ácido graso común de cadena corta producido por el intestino en respuesta a la fibra indigerible.

Pseudomonas aeruginosa— un patógeno multirresistente que ataca durante otras enfermedades.

Q

Quitina— un polisacárido que forma conchas de insectos y ciertos hongos. Similar a la celulosa.

R

rBGT— Hormona de Crecimiento Bovina recombinante - una hormona diabética, con vínculos con el cáncer. Promueve la producción de leche en las vacas.

Reflujo gastroesofágico— debilitamiento del esfínter cardíaco del estómago, lo que permite que el contenido gástrico suba por el esófago bajo presión.

Resistencia a la insulina— afección en la que las células pancreáticas no responden a la hormona insulina, lo que provoca hiperglucemia.

Reumatólogicas— relacionadas con enfermedades reumáticas, generalmente de las articulaciones y los huesos.

Rinovirus— virus del resfriado común. "rino" se refiere a la nariz.

Ribosomas— organelos en la célula que son responsables de la síntesis de proteínas.

Ritmo circadiano— Ciclo entre el día y la noche. Un ciclo de 24 horas

S

Sacárido— una molécula de azúcar

Salmonella— bacteria que causa vómitos y diarrea cuando se ingiere. Se encuentra en alimentos mal almacenados. También conocido como "intoxicación alimentaria"

SARM-- Staphylococcus aureus resistente a la meticilina - un microbio que se encuentra principalmente en el suelo y es diferente de S. Aureus. Resistente a antibióticos relacionados con la penicilina. Puede ser fatal.

Simbiontes— bacterias simbióticas que viven con otros organismos en beneficio mutuo.

Síndrome del Intestino Irritable— un grupo de síntomas que indican irritación intestinal, incluyendo dolor, cambio en los hábitos intestinales, cólicos. No hay un proceso de enfermedad aparente.

Síndrome metabólico— un grupo de síntomas asociados con enfermedades cardiovasculares y diabetes tipo II. Estos incluyen obesidad, presión arterial alta y triglicéridos séricos y lipoproteína de baja densidad.

SHBG-- La globulina fijadora de hormonas sexuales --una glicoproteína que se une a los andrógenos y al estrógeno.

Streptococcus thermophilus— un microbio de ácido láctico que fermenta los productos lácteos.

Sucralosa—edulcorante artificial que irrita el sistema nervioso y el revestimiento del estómago y altera la flora intestinal.

T

TNF-a— factor de necrosis tumoral alfa, una proteína implicada en la reacción inflamatoria aguda.

Toxinas— un veneno o veneno de origen vegetal o animal que causa enfermedad cuando se presenta en dosis bajas.

Trasplante Fecal— trasplante de materia fecal sana de un bioma intestinal humano a otro.

Tripa— colectivo de estómago, intestinos, colon sigmoide y recto.

U

Úlcera duodenal— úlcera inflamatoria de la membrana mucosa del intestino delgado.

V

Vaginosis— inflamación de la vagina debido al crecimiento excesivo de bacterias, con mal olor, secreción y picazón.

Verduras Crucíferas— brócoli, repollo y otras verduras de hoja verde, parte de la familia de la mostaza.

Vitamina D— vitamina soluble en grasa que ayuda en la absorción de calcio y otros minerales vitales.

Vitamina K— vitamina soluble en grasa que es responsable de la coagulación de la sangre y ayuda con el manejo del calcio.

MATERIAL DE REFERENCIA ADICIONAL

Aaccnet.org--DietaryFiber--dietfiber.pdf

Abrams S, Griffin I, Hawthorne K, Liang L, Gunn S, Darlington G, Ellis K (2005). "A Combination Of Prebiotic Short- And Long-Chain Inulin-Type Fructans Enhances Calcium Absorption And Bone Mineralization In Young Adolescents". Am J Clin Nutr. 82 (2): 471–6. PMID 16087995.

Alvarado A, Pacheco-Delahaye E, Hevia P (2001). "Value Of A Tomato Byproduct As A Source Of Dietary Fiber In Rats" (PDF). plant Foods Hum Nutr. 56 (4): 335–48. doi:10.1023/A: 1011855316778. PMID 11678439.

American Association of Cereal Chemists. "The Definition Of Dietary Fiber: Report Of The Dietary Fiber Definition Committee To The Board Of Directors Of The American Association Of Cereal Chemists". Cereal Foods World. 2001; 46:112–26.

Anderson JW, Baird P, Davis RH, et al. (2009). "Health Benefits Of Dietary Fiber". Nutr Rev. 67 (4): 188–205. doi:10.1111/ j. 1753-4887. 2009. 00189.x. PMID 1933 5713.

British Nutrition Foundation, Dietary fibre.

Boerjan, Wout; Ralph, John; Baucher, Marie (2003). "Lignin-Biosynthesis". Annual Review of Plant Biology. 54:519–46. doi:10.1146/annurev.Arplant.54. 031902.134938. PMID14503002.

Brown L, Rosner B, Willett WW, Sacks FM (1999). "Cholesterol-lowering Effects Of Dietary Fiber: A Meta-Analysis". Am J Clin Nutr. 69 (1): 30–42. PMID 9925120.

Burton-Freeman, Britt, Amgen, Incorporated, "Symposium: Dietary Composition and Obesity: Do We Need to Look Beyond Dietary Fat?," Thousand Oaks, CA 91320-1799,

Carey MC, Small DM and Bliss CM. "Lipid Digestion And Absorption." Annual Review of Physiology. 1983.45:651-677.

Cavaglieri CR, Nishiyama A, Fernandes LC, Curi R, Miles EA, Calder PC (August 2003). "Differential Effects Of Short-Chain Fatty Acids On Proliferation And Production Of Pro- And Anti-Inflammatory Cytokines By Cultured Lymphocytes". Life Sciences. 73 (13): 1683–90. doi:10.1016/S0024-3205(03) 00490-9. PMID 12875900.

Codex Alimentarius Commission; Food and Agriculture Organization; World Health Organization. "Report Of The 30th Session Of The Codex Committee On Nutrition And Foods For Special Dietary Uses." ALINORM 9/32/26. 2009 [cited 2012 Mar 27]. Available from: www.codexalimentarius.net/download/report/710/al32_26e.pdf..

Coudray C, Demigné C, Rayssiguier Y (2003). "Effects Of Dietary Fibers On Magnesium Absorption In Animals And Humans". J Nutr. 133 (1): 1–4. PMID 12514257.

Drozdowski LA, Dixon WT, McBurney MI, Thomson AB (2002). "Short-chain Fatty Acids And Total Parenteral Nutrition Affect Intestinal Gene Expression". J Parenter

Enteral Nutr. 26 (3): 145–50. doi: 10.1177/ 0148607 102026003145. PMID 12005453.

Eastwood MA. "The Physiological Effect Of Dietary Fiber: An Update." Annual Review Nutrition, 1992:12 : 19-35

Eastwood MA, Hamilton D (1968). "Studies On The Adsorption Of Bile Salts To Non-Absorbed Components Of Diet". Biochim. Biophys. Acta. 152: 159–166.

Eastwood M, Kritchevsky D (2005). "Dietary Fiber: How Did We Get Where We Are?". Annu Rev Nutr. 25: 1–8. doi: 10.1146/ annurev.nutr. 25.121304. 131658. PMID 16011456.

Eastwood MA, Morris ER (1992). "Physical Properties Of Dietary Fibre That Influence Physiological Function: A Model For Polymers Along The Gastrointestinal Tract". Am J Clin Nutr. 55: 436–442.

Edwards CA, Johnson IT, Read NW. "Do Viscous Polysaccharides Reduce Absorption By Inhibiting Diffusion Or Convection?" Eur J Clin Nutr 1988;42:307-12.

Ewaschuk JB, Dieleman LA (October 2006). "Probiotics And Prebiotics In Chronic Inflammatory Bowel Diseases". World J Gastroenterol. 12 (37):5941–50. PMID 17009391.Archived from the original on 13 September 2008.

FDA/CFSAN A Food Labeling Guide: Appendix C Health Claims, April 2008

Fischer MH, Yu N, Gray GR, Ralph J, Anderson L, Marlett JA. (2004) "The Gel-Forming Polysaccharide Of Psyllium

Husk (Plantago Ovata Forsk)". Carbohydr Res. 2004 Aug 2;339 (11): 2009-17.

Fotiadis, Constantine Iosif Stoidis, Christos Nikolaou; Spyropoulos, Basileios Georgiou; Zografos, Eleftherios Dimitriou (14 November 2008). "Role Of Probiotics, Prebiotics And Synbiotics In Chemoprevention For Colorectal Cancer". World Journal of Gastroenterology. 14. 14 (42): 6454. doi:10.3748/ wjg.14.6453. ISSN 1007-9327. Archived from the original (PDF) on 28 September 2009. Retrieved 22 April 2009.

Food and Drug Administration, "Advisory Letter Concerning Docket No. FDA-2012-N-1210-0132 (see attached PDF)". Regulations.gov. 30 July 2014. Retrieved 22 August 2014.

Food and Nutrition Board, Institute of Medicine of the National Academies (2005). "Dietary Reference Intakes For Energy, Carbohydrate, Fiber, Fat, Fatty Acids, Cholesterol, Protein, And Amino Acids (Macronutrients)". National Academies Press. pp. 380–382.

Friedman G (September 1989). "Nutritional Therapy Of Irritable Bowel Syndrome". Gastroenterol Clin North Am. 18 (3): 513–24. PMID 2553606.

Fuchs CS, Giovannucci EL, Colditz GA, et al. (January 1999). "Dietary Fiber And The Risk Of Colorectal Cancer And Adenoma In Women". N Engl J Med. 340 (3): 169–76. doi:10. 1056/ NEJM 199901213400301. PMID 9895396.

Gallaher, Daniel D. (2006). "Dietary Fiber". Washington, D.C.: ILSI Press. pp. 102–110. ISBN 978-1-57881-199-1.

Gillissen and Eastwood; Eastwood, Martin A. (1995). "Taurocholic Acid Adsorption During Non-Starch Polysaccharide Fermentation: An In Vitro Study". British Journal of Nutrition. 74 (2): 221–227. doi:10.1079/BJN19950125.

Grabitske, Hollie A.; Slavin, Joanne L. (2009). "Gastrointestinal Effects of Low-Digestible Carbohydrates". Critical Reviews in Food Science and Nutrition. 49 (4): 327–360. doi:10.1080/1040839080206 7126 PMID 19234944.

Greger JL (July 1999). "Nondigestible Carbohydrates And Mineral Bio-Availability". J Nutr. 129 (7 Suppl):1434S–5S. PMID 10395614.[permanent dead link]

Gropper, Sareen S.; Jack L. Smith; James L. Groff (2008). "Advanced Nutrition And Human Metabolism (5th Ed.)". cengage Learning. p. 114. ISBN 978-0-495-11657-8. Guarner F (April 2005). "Inulin And Oligofructose: Impact On Intestinal Diseases And Disorders". Br J Nutr. 93 Suppl 1: S61–5. Doi: 10.1079/ BJN20041345. PMID 15877897.

Harvard School of Public Health," Fiber: Nutrition Source"

Heaton KW, Marcus SN, Emmett PH, Bolton DH (1988). "Particle Size Of Wheat, Maize, Oat Test Meals; Effects On Plasma Glucose And Insulin Responses And Rate Of Starch Digestion In Vitro" . Am J Clin Nutr. 47: 675–82.

Hellendoorn Ew 1983, "Fermentation As The Principal Cause Of The Physiological Activity Of Indigestible Food Residue." In: Spiller GA (ed) topics In Dietary Fiber Research. Plenum Press, New York, pp 127-168

Hermansson AM. "Gel Structure Of Food Biopolymers In: Food Structure, Its Creation And Evaluation" .JMV Blanshard and JR Mitchell, eds. 1988 pp. 25-40 Butterworths, London.

Institute of Medicine; Food and Nutrition Board. Dietary Reference Intakes: Energy, Carbohydrates, Fiber, Fat, Fatty Acids, Cholesterol, Protein And Amino Acids. Washington (DC): National Academies Press; 2005.

Jenkins DJ, Wolever TM, Leeds AR, et al. (1978). "Dietary Fibres, Fibre Analogues And Glucose Tolerance: Importance Of Viscosity". Br Med J. 1 (6124): 1392–94. doi:10.1136/bmj.1. 6124.1392.

Johnston, KL; Thomas EL; Bell JD; Frost GS; Robertson MD (April 2010). "Resistant Starch Improves Insulin Sensitivity In Metabolic Syndrome". Diabetic Medicine. 27 (4): 391–397. doi:10.1111/j.1464-5491. 2010. 02923.x. PMID 20536509.

James, S. "P208. "Abnormal Fibre Utilisation And Gut Transit In Ulcerative Colitis In Remission: A Potential New Target For Dietary Intervention". Presentation at European Crohn's & Colitis Organization meeting, Feb 16-18, 2012 in Barcelona, Spain. European Crohn's & Colitis Organization. Retrieved 25 September 2016.

Johnston, KL; Thomas EL; Bell JD; Frost GS; Robertson MD (2010). "Resistant Starch Improves Insulin Sensitivity In Metabolic Syndrome". Diabetic Medicine. 27 (4): 391–397. doi: 10.1111/j. 1464-5491.2010.02923.x. PMID 20536509.

Jones PJ, Varady KA (2008). "Are Functional Foods Redefining Nutritional Requirements?". Appl Physiol Nutr

Metab. 33 (1): 118–23. doi:10.1139/H07-134. PMID 18347661.Archived from the original (PDF) on 2012-02-27.

Kaur N, Gupta AK (December 2002). "Applications Of Inulin And Oligofructose In Health And Nutrition" (Pdf). J Biosci. 27 (7): 703–14. doi: 10. 1007/BF02708379. PMID 12571376.

Keenan, M. J.; Martin, R. J.; Raggio, A. M.; McCutcheon, K. L.; Brown, I. L.; Birkett, A.; Newman, S. S.; Skaf, J.; Hegsted, M.; Tulley, R. T.; Blair, E.; Zhou, J. (2012). "High-Amylose Resistant Starch Increases Hormones And Improves Structure And Function Of The Gastrointestinal Tract: A Microarray Study". Journal of Nutrigenetics and Nutrigenomics. 5 (1):26–44. doi:10. 1159/ 000335319. PMID 22516953.

Kevin, Maki; Pelkman CL; Finocchiaro ET; Kelley KM; Lawless AL; Schild AL; Rains TM (April 2012). "Resistant Starch From High-Amylose Maize Increases Insulin Sensitivity In Overweight And Obese Men". Journal of Nutrition. 142 (4): 717–723. doi: 10.3945/jn.111.152975. PMC 3301990. PMID 22357745

Liber, A.; Szajewska, H. (2013). "Effects Of Inulin-Type Fructans On Appetite, Energy Intake, And Body Weight In Children And Adults: Systematic Review Of Randomized Controlled Trials". Ann Nutr Metab. 63 (1–2): 42–54. doi:10. 1159/ 000350312. PMID 23887189.

Linus Pauling Institute at Oregon State University

Lee YP, Puddey IB, Hodgson JM (April 2008). "Protein, Fiber And Blood Pressure: Potential Benefit Of Legumes". Clin Exp Pharmacol Physiol. 35 (4): 473–

6. doi:10.1111/j.1440-1681.2008. 04899.x. PMID 18307744.

Lustig RH (December 2006). "The 'Skinny' On Childhood Obesity: How Our Western Environment Starves Kids' Brains". Pediatr Ann. 35 (12): 898–902, 905–7. PMID 17236437.

Maki, Kevin C.; Pelkman CL; Finocchiaro ET; Kelley KM; Lawless AL; Schild AL; Rains TM (April 2012). "Resistant Starch From High-Amylose Maize Increases Insulin Sensitivity In Over-Weight And Obese Men". Journal of Nutrition. 142 (4): 717–723. doi:10.3945/ jn.111.152975. PMC 3301990. PMID 22357745.

MacDermott RP (January 2007). "Treatment Of Irritable Bowel Syndrome In Outpatients With Inflammatory Bowel Disease Using A Food And Beverage Intolerance, Food And Beverage Avoidance Diet". Inflamm Bowel Dis. 13 (1):91–6. doi:10.1002/ibd.20048. PMID 17206644.

MedlinePlus Medical Encyclopedia: Fiber. Retrieved 22 April 2009.

Nugent, Anne P (2005). "Health Properties Of Resistant Starch". nutrition Bulletin. 30 (1): 27–54. doi:10. 1111/ j.1467-3010.2005. 00481.x

Parisi GC, Zilli M, Miani MP, Carrara M, Bottona E, Verdianelli G, Battaglia G, Desideri S, Faedo A, Marzolino C, etal (2002). "High-fiber Diet Supplementation In Patients With Irritable Bowel Syndrome (IBS): A Multicenter, Randomized, Open Trial Comparison Between Wheat Bran Diet And Partially Hydrolyzed Guar Gum (PHGG)". dig Dis Sci. 47 (8): 1697–704. doi:10.1023/A: 1016419906546. PMID 12184518.

Park Y, Subar AF, Hollenbeck A, Schatzkin A (14 February 2011). "Dietary Fiber Intake And Mortality In The Nih-Aarp Diet And Health Study". Arch Intern Med. 171 (12): 1061–8. doi:10.1001/archinternmed. 2011.18. PMC 3513325. PMID 21321288.

Phillips, Jodi; Muir JG; Birkett A; Lu ZX; Jones GP; O'Dea K (July 1995). "Effect Of Resistant Starch On Fecal Bulk And Fermentation-Dependent Events In Humans". American Journal of Clinical Nutrition. 62 (1): 121–130.

Raghupathy, P; Ramakrishna BS; Oommen SP; Ahmed MS; Priyaa G; Dziura J; Young GP; Binder HJ (2006). "Amylase-resistant Starch As Adjunct To Oral Re-Hydration Therapy In Children With Diarrhea". Journal of Pediatric Gastro-enterology and Nutrition. 42 (4):362–368. doi:10.1097/01.mpg.0000214163. 83316.41. PMID 16641573.

Ramakrishna, BS; Venkataraman S; Srinivasan P; Dash P; Young GP; Binder HJ (February 2000). "Amylase-resistant Starch Plus Oral Rehydration Solution For Cholera". The New England Journal of Medicine. 342: 308–313. doi:10.1056/NEJM20000 2033420502. PMID 10655529.

Ramakrishna, Balakrishnan S.; Subramanian V; Mohan V; Sebastian BK; Young GP; Farthing MJ; Binder HJ (2008). "A Randomized Controlled Trial Of Glucose Versus Amylase Resistant Starch Hypo-Osmolar Oral Rehydration Solution For Adult Acute Dehydrating Diarrhea". PLoS ONE. 3 (2): e1587. Doi: 10. 1371/ journal. pone.0001587. PMC 2217593 . PMID 18270575.

Raschka L, Daniel H (November 2005). "Mechanisms Underlying The Effects Of Inulin-Type Fructans On

Calcium Absorption In The Large Intestine Of Rats". Bone. 37 (5): 728–35. doi:10. 1016/j. Bone.2005.05. 015. PMID 16126464.

Roberfroid MB (1 November 2007). "Inulin-type Fructans: Functional Food Ingredients". J Nutr. 137 (11 Suppl): 2493S–2502S. PMID 17951492.

Robertson, M. Denise; Currie JM; Morgan LM. Jewell DP; Frayn KN (2003). "Prior Short-Term Consumption Of Resistant Starch Enhances Postprandial Insulin Sensitivity In Healthy Subjects" (Pdf). diabetologia. 46 (5): 659–665. doi:10. 1007/s00125-003-1081-0. PMID 12712245.

Robertson, M. Denise; Bickerton AS; Dennis AL; Vidal H; Frayn KN (2005). "Insulin-sensitizing Effects Of Dietary Resistant Starch And Effects On Skeletal Muscle And Adipose Tissue Metabolism". The American Journal of Clinical Nutrition. 82 (3): 559–567. PMID 16155268.

Robertson, M. Denise; Wright JW; Loizon E; Debard C; Vidal H; Shojaee-Moradie F; Russell-Jones D; Umpleby AM (28 June 2012). "Insulin-sensitizing Effects On Muscle And Adipose Tissue After Dietary Fiber Intake In Men And Women With Metabolic Syndrome". Journal of Clinical Endocrinology & Meta-bolism. 97 (9):3326–32.doi: 10. 1210/jc.2012-1513. PMID 22745235.51

Rockland LB, Stewart GF. "Water Activity: Influences on Food Quality". Academic Press, New York. 1991

Rodríguez-Cabezas ME, Gálvez J, Camuesco D, et al. (October 2003). "Intestinal Anti-Inflammatory Activity Of Dietary Fiber (Plantago Ovata Seeds) In Hla-B27 Transgenic Rats". Clin Nutr. 22 (5):463–71. doi:10.1016/S0261-5614(03)00045-1. PMID 14512034.

Roy CC, Kien CL, Bouthillier L, Levy E (August 2006). "Short-chain Fatty Acids: Ready For Prime Time?". Nutr Clin Pract. 21 (4): 351–66. doi: 10. 1177/ 0115426506021004351. PMID 16870803.

Säemann MD, Böhmig GA, Zlabinger GJ (May 2002). "Short-chain Fatty Acids: Bacterial Mediators Of A Balanced Host-Microbial Relationship In The Human Gut". Wien Klin Wochenschr. 114 (8–9): 289–300. PMID 12212362.

Schatzkin A, Mouw T, Park Y, Subar AF, Kipnis V, Hollenbeck A, Leitzmann MF, Thompson FE (2007). "Dietary Fiber And Whole-Grain Consumption In Relation To Colorectal Cancer In The Nih-Aarp Diet And Health Study". Am J Clin Nutr. 85 (5): 1353–60. PMID 17490973.

Schneeman BO, Gallacher D. "Effects Of Dietary Fibre On Digestive Enzyme Activity And Bile Acids In The Small Intestine." Proc Soc Exp Biol Med 1985; 180 409-14.

Scholz-Ahrens KE, Ade P, Marten B, et al. (1 March 2007) . "Prebiotics, Pro-Biotics, And Synbiotics Affect Mineral Absorption, Bone Mineral Content, And Bone Structure". J Nutr. 137 (3 Suppl 2): 838S–46S. PMID 17311984.

Scholz-Ahrens KE, Schrezenmeir J (Nov 2007). "Inulin And Oligofructose And Mineral Metabolism: The Evidence From Animal Trials". J Nutr. 137 (11 Suppl): 2513S–2523S. PMID 17951495.

Seidner DL, Lashner BA, Brzezinski A, et al. (April 2005). "An Oral Supplement Enriched With Fish Oil, Soluble Fiber, And Antioxidants For Corticosteroid Sparing In Ulcerative Colitis: A Randomized, Controlled Trial". Clin

Gastroenterol Hepatol. 3 (4): 358–69. doi:10.1016/S1542-3565(04)00672-X. PMID 15822041.

Shepherd, Susan J.; Gibson, Peter R. (2006). "Fructose Malabsorption and Symptoms of Irritable Bowel Syndrome: Guidelines for Effective Dietary Management". Journal of the American Dietetic Association. 106 (10): 1631–1639. doi:10. 1016/j.jada. 2006.07.010. PMID 17000196.

Simons CCJM; et al. (October 2010). "Bowel Movement and Constipation Frequencies and the Risk of Colorectal Cancer Among Men in the Netherlands Cohort Study on Diet and Cancer". Am J Epidemiol. 172 (12): 1404–14. doi:10.1093/ aje/ kwq307. PMID 20980354.

Simpson, H. L.; Campbell, B. J. (2015). "Review Article: Dietary Fibre–Micro-Biota Interactions". Alimentary Pharma-cology & Therapeutics. 42 (2): 158–179. doi:10. 1111/ apt.13248. PMID 26011307.

Simpson, H; Campbell, BJ; Rhodes, JM (2014). "IBD: Microbiota Manipulation Through Diet And Modified Bacteria.". dig Dis. 32 Suppl1: 13–25. doi:10.1159/ 000367821.

Spiller, Gene; Margo N. Woods; Sherwood L. Gorbach (27 June 2001). Influence Of Fiber On The Ecology Of The Intestinal Flora. crc Handbook Of Dietary Fiber In Human Nutrition., crc Press. p. 257. ISBN 978-0-8493-2387-4. Retrieved 22 April 2009.

Stacewicz-Sapuntzakis M, Bowen PE, Hussain EA, Damayanti-Wood BI, Farnsworth NR (May 2001). "Chemical Composition And Potential Health Effects Of Prunes: A Functional Food?". Crit Rev Food Sci

Nutr. 41 (4):251–86. doi:10.1080/ 20014 091091814. PMID 11401245.

Suter PM (2005). "Carbohydrates And Dietary Fiber". Handb Exp Pharmacol. Handbook of Experimental Pharmacology. 170 (170):231–61. doi:10.1007/3-540-27661-0_8. ISBN 3-540-22569-2. PMID 16596802.

Tako E, Glahn RP, Welch RM, Lei X, Yasuda K, Miller DD (2007). "Dietary Inulin Affects The Expression Of Intestinal Enterocyte Iron Transporters, Receptors And Storage Protein And Alters The Microbiota In The Pig Intestine". Br J Nutr. 99 (Sep): 1–9. doi:10.1017/S0007114507825128. PMID 17868492.

Theuwissen E, Mensink RP (May 2008). "Water-soluble Dietary Fibers And Cardiovascular Disease". Physiol. Behav. 94 (2): 285–92. doi:10.1016/ j. physbeh.2008. 01.001. PMID 18302966.

Tungland_Bc, Meyer D, "Nondigestible Oligo- And Poly-Saccharides (Dietary Fiber): Their Physiology And Role In Human Health And Food," Comp Rev Food Sci Food Safety, 3:73-92, 2002 (Table 3)[1]

United Kingdom, "The Food Labeling Regulations 1996 – Schedule 7: Nutrition Labeling"

USDA, "National Nutrient Database for Standard Reference, Release 17, Fiber Data "

USDA; Agricultural Research Service. "What We Eat In America: Nutrient Intakes From Food By Gender And Age." National Health and Nutrition Examination Survey (NHANES) 2007–2008 [cited 2012 Feb 20] www.ars.usda.gov/SP2UserFiles/Place/ 12355000/ pdf/ 0708 /Table_1_NIN_GEN_ 07. pdf

US Department of Agriculture, National Agricultural Library and National Academy of Sciences, Institute of Medicine, Food and Nutrition Board, "Dietary Reference Intakes For Energy, Carbohydrate, Fibre, Fat, Fatty Acids, Cholesterol, Protein, And Amino Acids (Macronutrients) (2005), "Chapter 7: Dietary, Functional and Total fibre" (PDF).

U.S. Government Printing Office, "Soluble Fiber from Certain Foods and Risk of Coronary Heart Disease,, Electronic Code of Federal Regulations," Title 21: Food and Drugs, part 101: Food Labeling, Subpart E, Specific Requirements for Health Claims, 101.81 [2]

U.S. Government Printing Office, Electronic Code Of Federal Regulations, Health Claims: Fiber-Containing Grain Products, Fruits, And Vegetables And Cancer. Current As Of 20 October 2008

U.S. Government Printing Office, "Health Claims: Fruits, Vegetables, And Grain Products That Contain Fiber, Particularly Soluble Fiber, And Risk Of Coronary Heart Disease". Electronic Code of Federal Regulations: current as of 20 October 2008

University of MD Medical Center Encyclopedia entry for "Fiber". Retrieved 22 April 2009.

Venn BJ, Mann JI (November 2004). "Cereal Grains, Legumes And Diabetes". eur J Clin Nutr. 58 (11):1443–61. doi:10.1038/ sj. Ejcn. 1601995. PMID 15162131.

Ward PB, Young GP (1997). "Dynamics Of Clostridium Difficile Infection. Control Using Diet". Adv Exp Med Biol. 412: 63–75. PMID 9191992.

WebMD-- Constipation

WebMD--/vitamins--supplements,Konjac+glucomannan

Weickert MO, Pfeiffer AF (2008). "Metabolic Effects Of Dietary Fiber Consumption And Prevention Of Diabetes". J Nutr. 138 (3): 439–42. PMID 18287346.

Wong JM, de Souza R, Kendall CW, Emam A, Jenkins DJ (March 2006). "Colonic Health: Fermentation And Short Chain Fatty Acids". J Clin Gastroenterol. 40 (3):235–43. doi:10.1097/ 0000 4836-200603000-00015. PMID 16633129.

Zhang, Wen-qing; Wang Hong-wei; Zhang Yue-ming; Yang Yue-xin (March 2007). "Effects Of Resistant Starch On Insulin Resistance Of Type 2 Diabetes Mellitus Patients". Chinese Journal of Preventive Medicine. 41 (2): 101–104. PMID 17605234.

www.ingramcontent.com/pod-product-compliance
Lightning Souree LLC
Chambersburg PA
CBHW071602220526
45469CB00003B/1099